超《ちょう》絵《え》解《かい》本《ぼん》

絵《え》と図《ず》でよくわかる

睡眠《すいみん》の科学《かがく》

最《さい》高《こう》の眠《ねむ》りで最《さい》高《こう》の能《のう》力《りょく》を発《はっ》揮《き》する

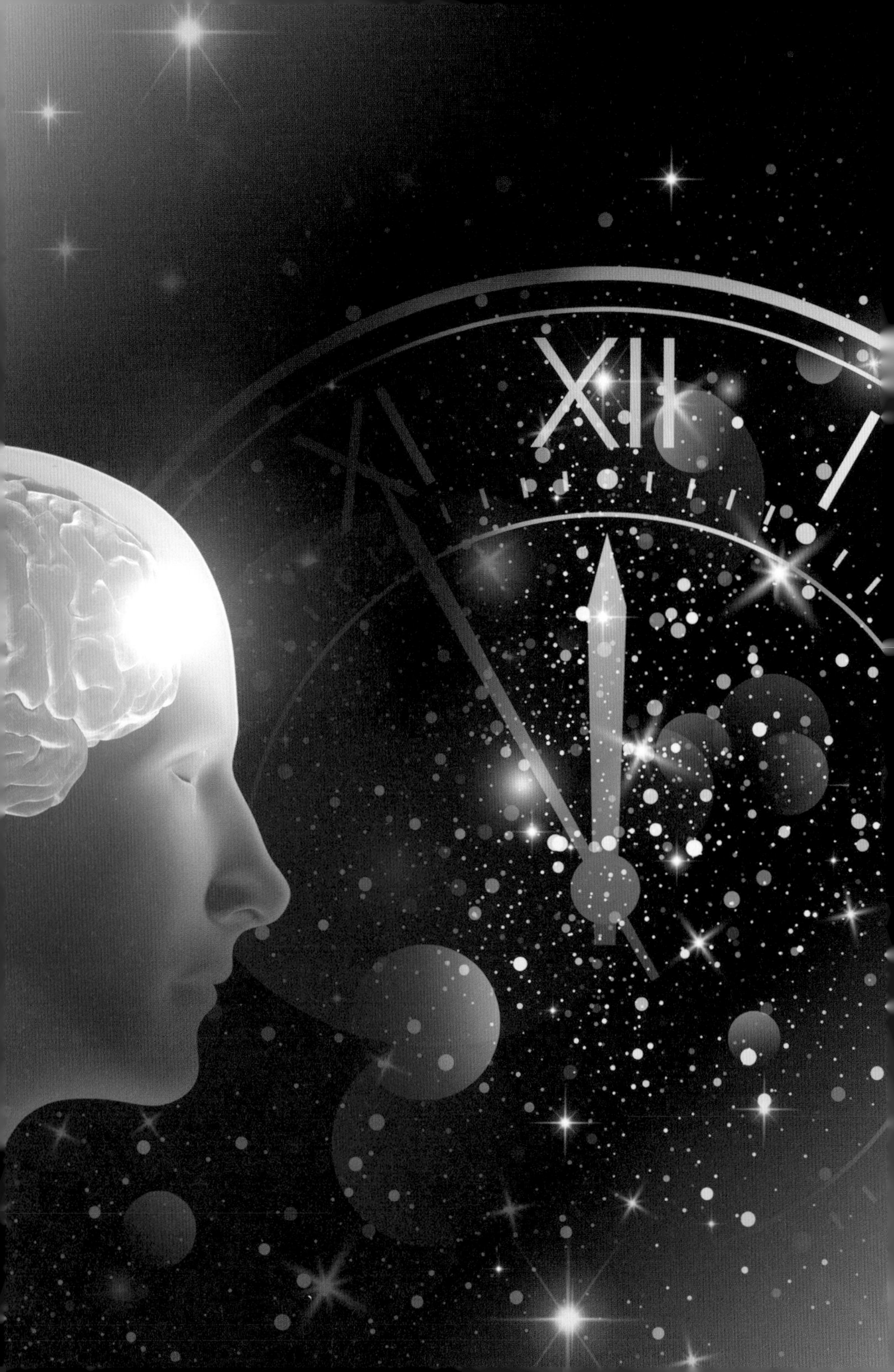
XII

はじめに

日本《にっぽん》は“寝不足《ねぶそく》の国《くに》”といわれます。
日本人《にほんじん》の平均睡眠時間《へいきんすいみんじかん》は，主《おも》な先進国《せんしんこく》の平均睡眠時間《へいきんすいみんじかん》よりも
なんと1時間以上《じかんいじょう》も少《すく》ないのです。

睡眠不足《すいみんぶそく》が積《つ》み重《かさ》なった状態《じょうたい》は「睡眠負債《すいみんふさい》」とよばれます。
睡眠負債《すいみんふさい》は，日中《にっちゅう》のパフォーマンスを低下《ていか》させるだけでなく，
心身《しんしん》の健康《けんこう》をおびやかします。

正《ただ》しい睡眠《すいみん》とはどういうものか?
快眠《かいみん》を手《て》に入《い》れるポイントは?
なぜ私《わたし》たちは夢《ゆめ》を見《み》るのか?
退屈《たいくつ》だと眠《ねむ》くなるのはなぜ?

この本《ほん》では，そんな睡眠《すいみん》のさまざまな疑問《ぎもん》に答《こた》えながら
大切《たいせつ》さや不思議《ふしぎ》さをたくさん紹介《しょうかい》していきます。

プロローグ

1 睡眠《すいみん》の基本《きほん》を正《ただ》しく知《し》ろう

2 快眠《かいみん》を手《て》に入《い》れるポイント

3 睡眠負債《すいみんふさい》は病気《びょうき》のリスクを上《あ》げる

超《ちょう》絵《え》解《かい》本《ぼん》

5 睡眠《すいみん》にまつわる面白雑学《おもしろざつがく》

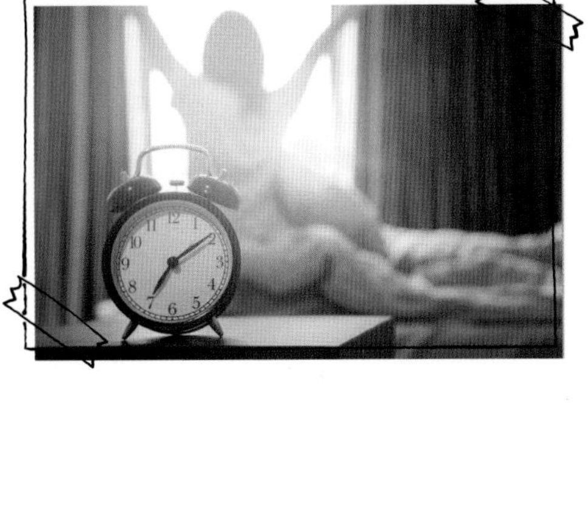

プロローグ

睡眠不足《すいみんぶそく》は万病《まんびょう》のもと

心身《しんしん》の健康《けんこう》に悪影響《あくえいきょう》をおよぼす

日《に》本人《ほんじん》は世界的《せかいてき》にみても睡眠《すいみん》不足《ぶそく》の傾向《けいこう》にあるといわれています。OECD（経済協力開発《けいざいきょうりょくかいはつ》機構《きこう》）の統計《とうけい》『Gender《ジェンダー》 Data《データ》 Portal《ポータル》 2021』によると，日本人《にほんじん》の睡眠時《すいみんじ》間《かん》は平均《へいきん》7時間《じかん》22分《ふん》で，加盟国《かめいこく》のうち33か国《こく》の中《なか》で最短《さいたん》でした。**また，総務省《そうむしょう》の「社会生活基本調《しゃかいせいかつきほんちょう》査《さ》」からも，日本人《にほんじん》の睡眠時間《すいみんじかん》が年々短《ねんねんみじか》くなっていることがわかっています**（右《みぎ》のグラフ）。

睡眠時間《すいみんじかん》は精神状態《せいしんじょうたい》にも左右《さゆう》されます。睡眠時間《すいみんじかん》に関《かん》する調査《ちょうさ》は，基本的《きほんてき》に個人《こじん》の申告《しんこく》をもとにしています。実《じつ》は，ストレスが強《つよ》いと，睡眠時間《すいみんじかん》を短《みじか》く報告《ほうこく》する傾《けい》向《こう》があることがわかっています。

日本人《にほんじん》の睡眠時間《すいみんじかん》の短《みじか》さは，「睡《すい》眠障害《みんしょうがい》」と総称《そうしょう》される，睡眠《すいみん》が十《じゅう》分《ぶん》にとれなくなる病気《びょうき》が適切《てきせつ》に治《ち》療《りょう》されていないことも原因《げんいん》です。日本《にっぽん》では睡眠障害《すいみんしょうがい》を専門《せんもん》とする病《びょう》院《いん》が首都圏以外《しゅとけんいがい》には少《すく》なく，数少《かずすく》ない専門病院《せんもんびょういん》に睡眠《すいみん》で悩《なや》む患者《かんじゃ》が全国《ぜんこく》から訪《おとず》れるような状況《じょうきょう》です。

睡眠不足《すいみんぶそく》は人間《にんげん》の心身《しんしん》に悪影《あくえい》響《きょう》をおよぼします。睡眠不足《すいみんぶそく》がつづけば，昼間《ひるま》に強《つよ》い眠気《ねむけ》が襲《おそ》ってきて，仕事《しごと》の効率《こうりつ》が落《お》ちたり，ミスがおきたりします。トラックやバスの運転手《うんてんしゅ》が睡眠不足《すいみんぶそく》や睡眠《すいみん》障害《しょうがい》などによって居眠《いねむ》り運転《うんてん》をし，重大《じゅうだい》な事故《じこ》につながることも問題《もんだい》となっています。

睡眠不足《すいみんぶそく》は病気《びょうき》とも深《ふか》いかかわりがあります。睡眠不足《すいみんぶそく》が長《なが》くつづくとうつ病《びょう》にかかりやすくなることがわかっていますし，逆《ぎゃく》にうつ病《びょう》の発症《はっしょう》に先《さき》がけて不眠《ふみん》になることもあります。精神疾患《せいしんしっかん》だけではなく身体疾患《しんたいしっかん》とも深《ふか》くかかわっています。たとえば睡眠不足《すいみんぶそく》や睡《すい》眠障害《みんしょうがい》から，生活習慣病《せいかつしゅうかんびょう》にかかりやすくなったり悪化《あっか》したりすることもわかっています。

たかが睡眠《すいみん》とあなどらず，質《しつ》のよい睡眠《すいみん》をとることが，心身《しんしん》の健《けん》康《こう》を保《たも》つために重要《じゅうよう》なのです。

日本人《にほんじん》の睡眠時間《すいみんじかん》は年々短《ねんねんみじか》くなっている

1996～2016年《ねん》の20年間《ねんかん》における，日本《にっぽん》の成人男女《せいじんだんじょ》の睡眠時間《すいみんじかん》の変化《へんか》を示《しめ》したグラフです。年々睡眠時間《ねんねんすいみんじかん》が減少《げんしょう》していることがわかります。また，男性《だんせい》よりも女性《じょせい》のほうが睡眠時間《すいみんじかん》が短《みじか》いこともわかります。

出典：総務省「平成28年社会生活基本調査」

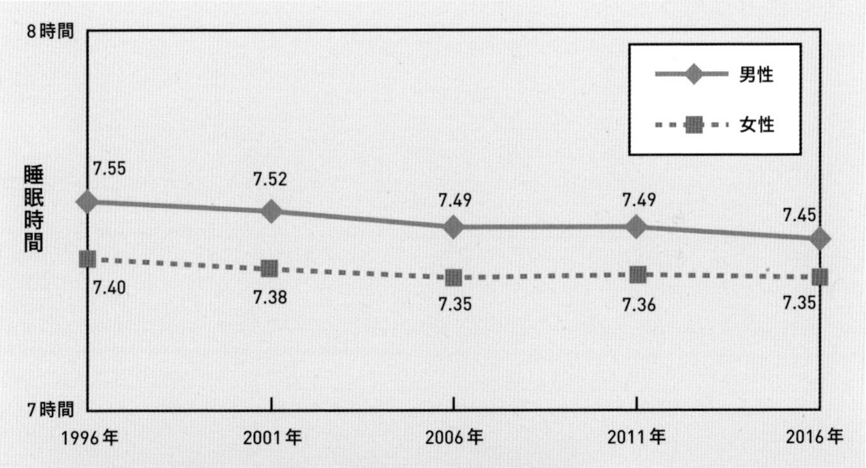

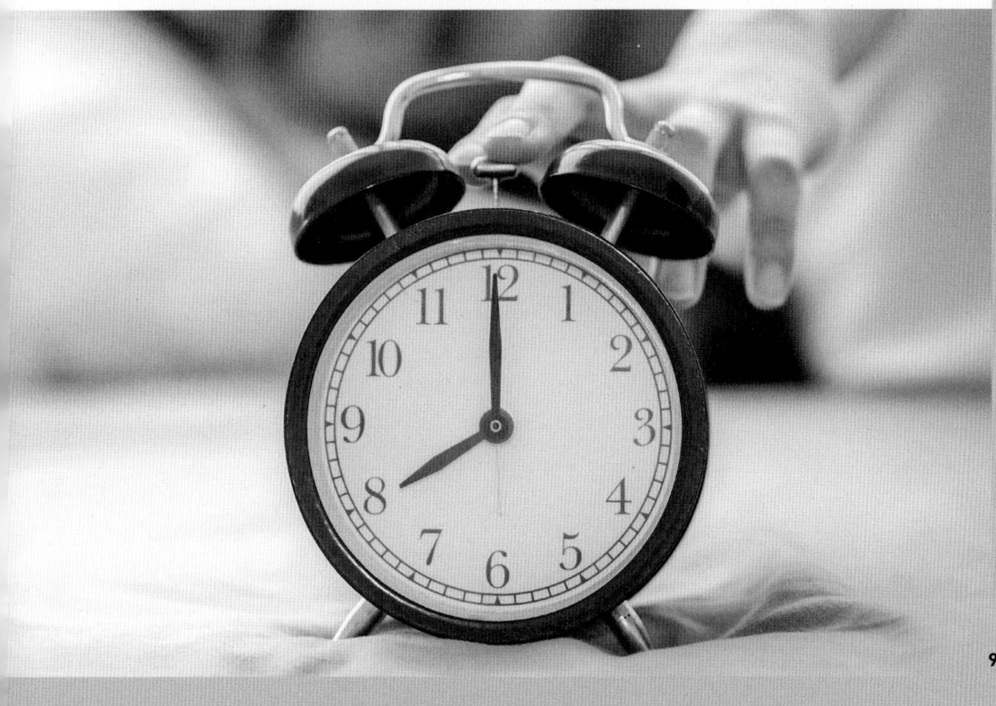

プロローグ

多《おお》くの日本人《にほんじん》が抱《かか》える『睡眠負債《すいみんふさい》』

睡眠不足《すいみんぶそく》が慢性化《まんせいか》

今《いま》，「睡眠負債《すいみんふさい》」が注目《ちゅうもく》を集《あつ》めています。それはいったい何《なん》のことでしょうか。

本来《ほんらい》，毎日《まいにち》8時間《じかん》の睡眠《すいみん》を必要《ひつよう》とする人《ひと》が，ある日《ひ》，何《なん》らかの理由《りゆう》で6時間《じかん》しか眠《ねむ》らなかったとします。この2時間《じかん》の睡眠不足《すいみんぶそく》は，それだけでは睡眠負債《すいみんふさい》とはいいません。しかし，**睡眠不足《すいみんぶそく》が何日《なんにち》も重《かさ》なり，数日《すうじつ》から数週間《すうしゅうかん》の単位《たんい》で睡眠不足《すいみんぶそく》が慢性化《まんせいか》した状態《じょうたい》になると，「睡眠負債《すいみんふさい》」とよばれるようになります。**一晩《ひとばん》だけの睡眠不足《すいみんぶそく》や徹夜《てつや》は，睡眠負債《すいみんふさい》とはよびません。

今《いま》，多《おお》くの日本人《にほんじん》が，睡眠負債《すいみんふさい》を抱《かか》えた状態《じょうたい》にあります。睡眠負債《すいみんふさい》は，日中《にっちゅう》のパフォーマンスを下《さ》げるだけでなく，さまざまな健康《けんこう》リスクにつながります。睡眠負債《すいみんふさい》は，2～3日《にち》たっぷり眠《ねむ》ったくらいでは解消《かいしょう》することはできません。また，あらかじめ“寝《ね》だめ”をしても，その後《ご》の睡眠《すいみん》負債《ふさい》を防《ふせ》ぐ効果《こうか》はありません。

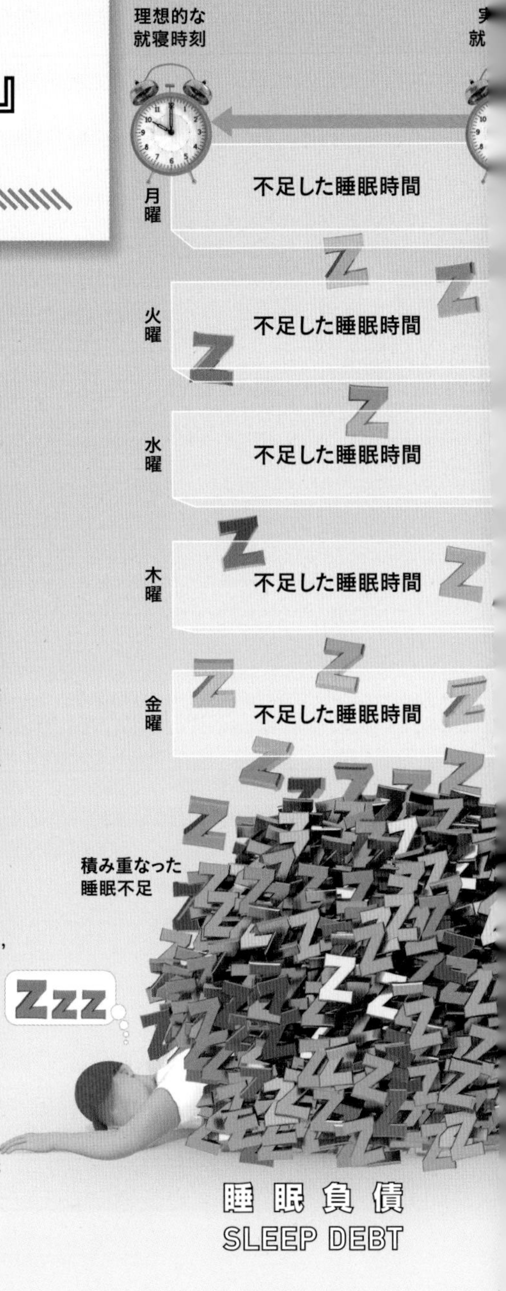

睡眠負債《すいみんふさい》とは？

睡眠不足《すいみんぶそく》が重荷《おもに》のように積《つ》み重《かさ》なった睡眠負債《すいみんふさい》のイメージをえがきました。睡眠負債《すいみんふさい》（英語《えいご》でsleep debt《スリープデット》）を提唱《ていしょう》したのは，アメリカ，スタンフォード大学《だいがく》の著名《ちょめい》な睡眠学者《すいみんがくしゃ》ウィリアム・デメント博士《はくし》（1928〜2020）です。

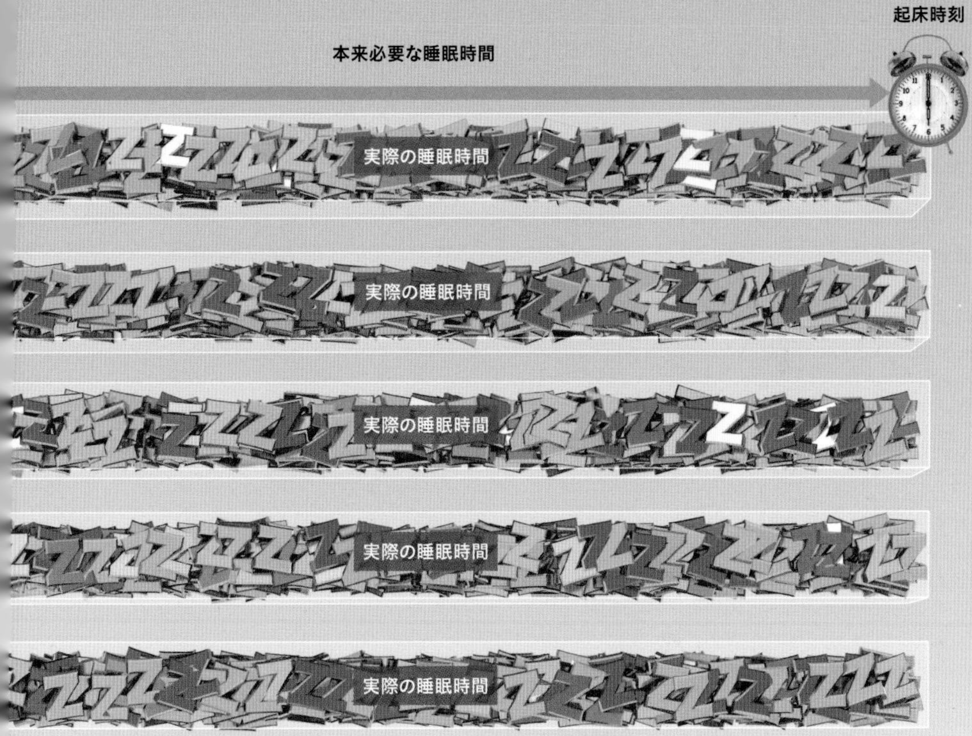

日本人《にほんじん》の睡眠時間《すいみんじかん》は，先進国《せんしんこく》の中《なか》で圧倒的《あっとうてき》に短《みじか》い

先進国《せんしんこく》が加盟《かめい》するOECD（経《けい》済《ざい》協《きょう》力《りょく》開《かい》発《はつ》機《き》構《こう》）がまとめた国別《くにべつ》の平均睡眠時間《へいきんすいみんじかん》（2018年《ねん》のデータ）の抜粋《ばっすい》です。

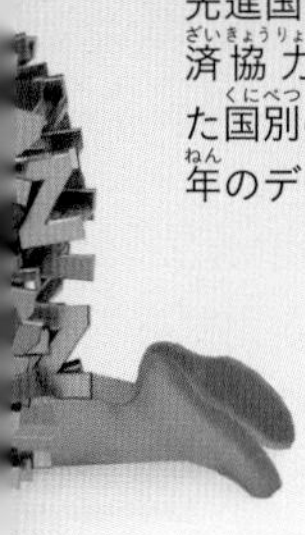

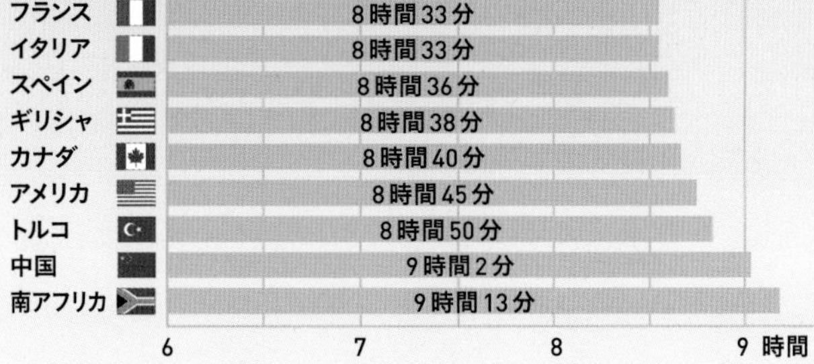

プロローグ

週末《しゅうまつ》に寝《ね》だめしても，睡眠負債《すいみんふさい》は返《かえ》せない

40分《ぶん》ほどの睡眠負債《すいみんふさい》を返《かえ》すのに およそ3週間《しゅうかん》もかかる

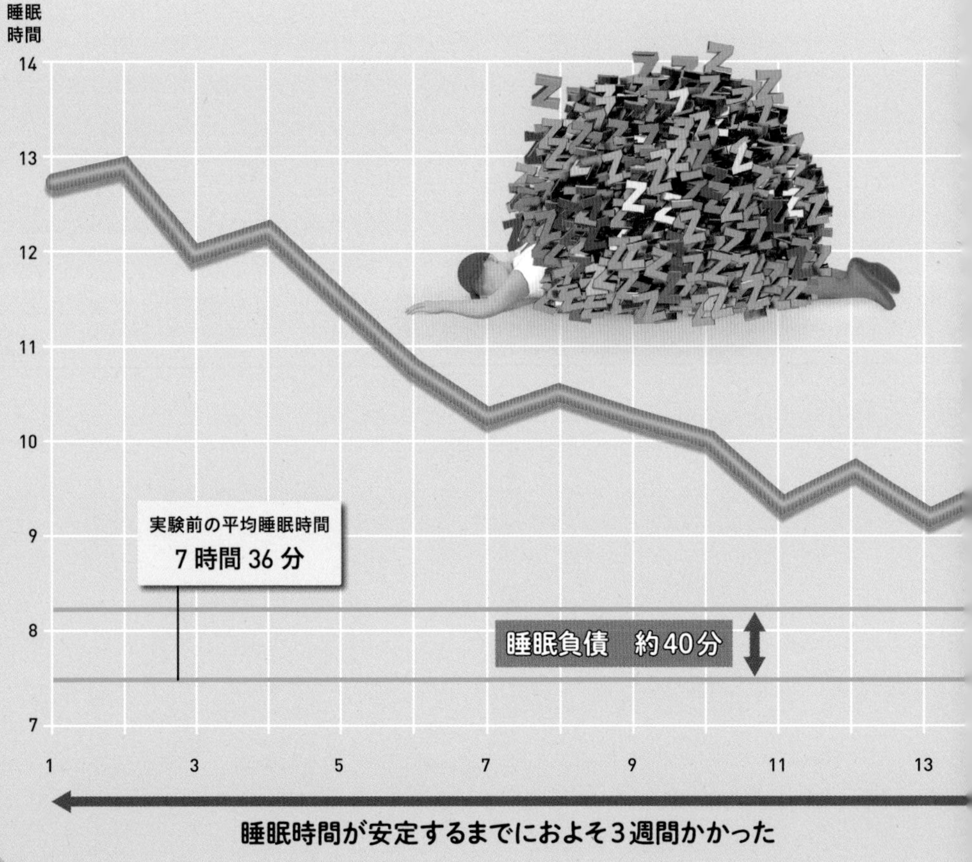

睡眠時間が安定するまでにおよそ3週間かかった

睡《すい》眠《みん》負《ふ》債《さい》がたまっていると，休《きゅう》日《じつ》には長《なが》く寝《ね》てしまいがちです。この「寝《ね》だめ」によって，平日《へいじつ》の睡眠《すいみん》不足《ぶそく》を補《おぎな》えるように思《おも》うかもしれませんが，実《じつ》は，2〜3日《にち》たっぷり眠《ねむ》ったぐらいでは睡眠負債《すいみんふさい》は解《かい》消《しょう》できないといわれています。

昼夜《ちゅうや》の長《なが》さが人《ひと》の気分《きぶん》や感情《かんじょう》にあたえる影響《えいきょう》を調《しら》べるため，10時間《じかん》は明《あか》るいところでふだんの生活《せいかつ》をし，14時間《じかん》は暗《くら》い部屋《へや》でベッドに横《よこ》になるという実験《じっけん》が行われました。被《ひ》験者《けんしゃ》は8名《めい》いて，もともとの睡眠時《すいみんじ》間《かん》は，平均《へいきん》7時間《じかん》36分《ぷん》でした。

実験《じっけん》を開始《かいし》すると，初日《しょにち》には平均《へいきん》12時間《じかん》ほどたっぷりと眠《ねむ》りましたが，どの被験者《ひけんしゃ》も日《ひ》を追《お》うごとに睡《すい》眠時間《みんじかん》は短《みじか》くなっていき，**3週間《しゅうかん》ほどたつと平均《へいきん》の睡眠時間《すいみんじかん》はおよそ8時間《じかん》15分《ふん》に落《お》ち着《つ》きました。つまり，この時間《じかん》が被験者《ひけんしゃ》たちにとって必要《ひつよう》な睡眠時間《すいみんじかん》だったのです。**

被験者《ひけんしゃ》は，だいたい40分《ぷん》ほどの睡《すい》眠負債《みんふさい》を抱《かか》えていたことになり，**この40分《ぷん》の睡眠負債《すいみんふさい》を返《かえ》すのに，およそ3週間《しゅうかん》もかかったわけです。**

実験《じっけん》でわかった睡眠負債《すいみんふさい》の実態《じったい》

毎日《まいにち》14時間《じかん》ベッドに横《よこ》になる実《じっ》験《けん》の結果《けっか》を示《しめ》したグラフです。3週間《しゅうかん》ほどたつと，およそ8時間《じかん》15分《ふん》に睡眠時間《すいみんじかん》は落《お》ち着《つ》きました。この実験期間中《じっけんきかんちゅう》，被験者《ひけんしゃ》たちの気《き》分《ぶん》や活力《かつりょく》は劇的《げきてき》に向上《こうじょう》し，幸福感《こうふくかん》も増《ま》していました。

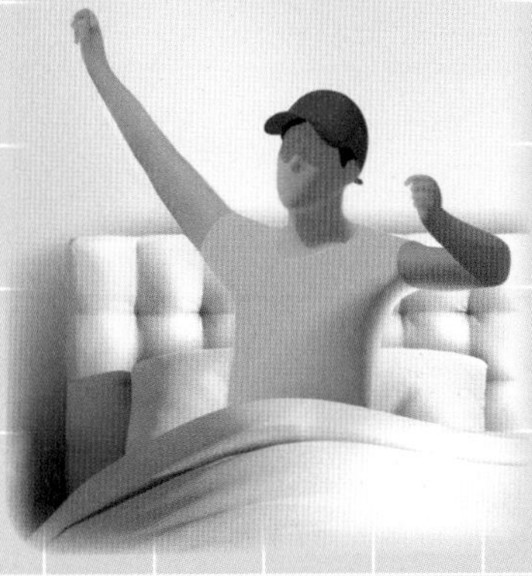

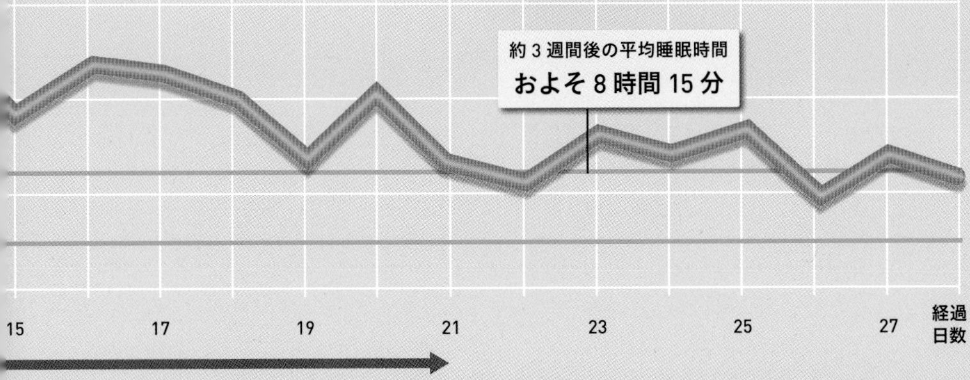

参考資料：William C. Dement, MD, PhD. Sleep Extension: Getting as Much Extra Sleep as Possible. Clin Sports Med 24, 2005

1

睡眠《すいみん》の基本《きほん》を正《ただ》しく知《し》ろう

私《わたし》たちが眠《ねむ》っているとき，あるいは眠《ねむ》気《け》を感《かん》じているとき，脳《のう》や体《からだ》では何《なに》がおきているのでしょうか。そもそも，私《わたし》たちが「眠《ねむ》気《け》」とよんでいるものの実体《じったい》は何《なん》なのでしょうか。この章《しょう》では，睡眠《すいみん》のしくみとその本《ほん》質《しつ》にせまります。

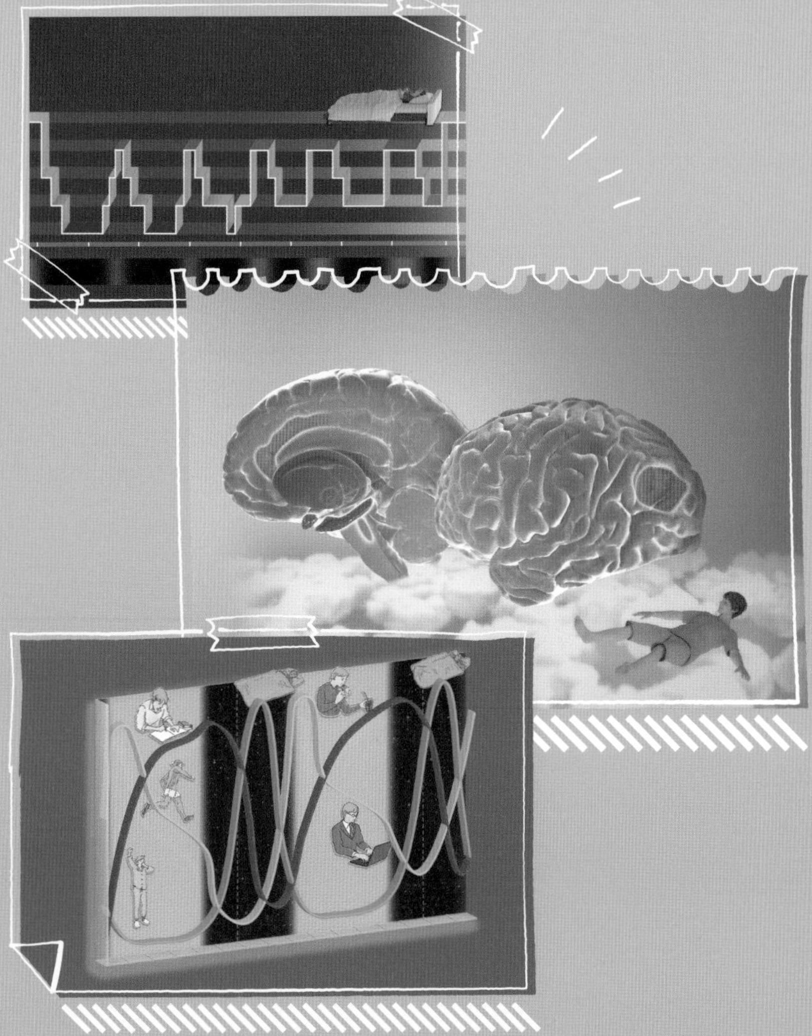

『朝型《あさがた》』か『夜型《よるがた》』かは，遺伝子《いでんし》と年齢《ねんれい》で決《き》まる

自分《じぶん》に合《あ》った就寝時刻《しゅうしんじこく》が重要《じゅうよう》

あなたは朝型《あさがた》？ それとも夜型《よるがた》？

睡眠時間帯《すいみんじかんたい》から，朝型《あさがた》や夜型《よるがた》といったクロノタイプの傾向《けいこう》を読《よ》み取《と》ることができます。平均《へいきん》よりも早寝早起《はやねはやお》きの人《ひと》は朝型《あさがた》，平均《へいきん》よりも遅寝遅起《おそねおそお》きの人《ひと》は夜型《よるがた》といえます。多《おお》くの人《ひと》は，朝型《あさがた》と夜型《よるがた》の間《あいだ》に位置《いち》する「中間型《ちゅうかんがた》」です。

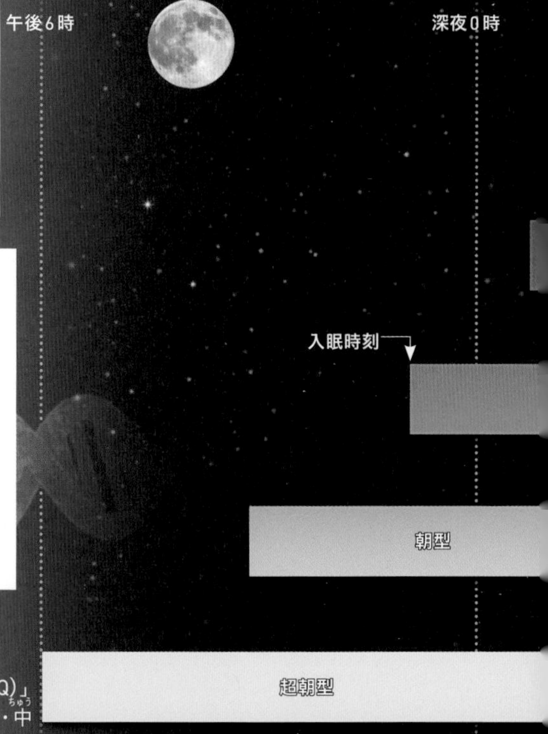

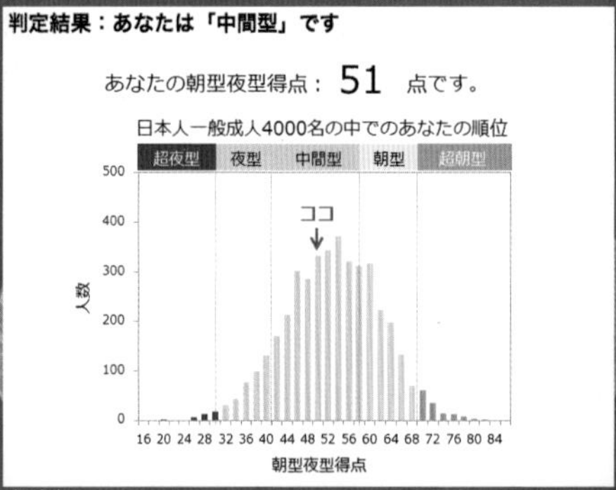

自分《じぶん》のクロノタイプがわかる朝型夜型質問紙《あさがたひるがたしつもんし》（MEQ）

Web上で公開《こうかい》されている「朝型夜型質問紙《あさがたよるがたしつもんし》（MEQ）」では，20項目《こうもく》の質問《しつもん》に答《こた》えることで，朝型《あさがた》・夜型《よるがた》・中間型《ちゅうかんがた》などを判定《はんてい》してくれます（http://www.sleepmed.jp/q/meq/meq_form.php）。このテストは，世界《せかい》の研究者《けんきゅうしゃ》から支持《しじ》を得《え》ている，信頼性《しんらいせい》の高《たか》いものです。

睡《すい》眠負債《みんふさい》をかかえないための唯一《ゆいいつ》の方法《ほうほう》は，自分《じぶん》に必要《ひつよう》な睡眠時間《すいみんじかん》を，毎日《まいにち》しっかりと確保《かくほ》することです。**「何時間寝《なんじかんね》るか」は大事《だいじ》ですが，そのためには「何時《なんじ》ごろに寝《ね》るか」も大事《だいじ》です。**

人間《にんげん》の体《からだ》には，約《やく》24時間《じかん》の周期《しゅうき》をきざむ「体内時計《たいないどけい》」がそなわっており，眠気《ねむけ》をもよおす時刻《じこく》に影響《えいきょう》をあたえています。周期《しゅうき》には個人差《こじんさ》があり，周期《しゅうき》が24時間《じかん》より少《すこ》し短《みじか》い人《ひと》は，眠気《ねむけ》をもよおす時刻《じこく》が早《はや》まり，早寝《はやね》早起《はやお》きの「朝型《あさがた》」になります。逆《ぎゃく》に，周《しゅう》期《き》が24時間《じかん》より少《すこ》し長《なが》い人《ひと》は，遅寝《おそね》遅起《おそお》きの「夜型《よるがた》」になるのです。

朝型《あさがた》や夜型《よるがた》といった睡眠《すいみん》のタイプは「クロノタイプ」とよばれ，300ほどの遺伝子《いでんし》の組《く》み合《あ》わせで決《き》まることがわかってきました。生《う》まれつき夜型《よるがた》の人《ひと》が，自分《じぶん》の努力《どりょく》で朝型《あさがた》に変《か》えることは，本質的《ほんしつてき》にむずかしいといわれています。たとえば，夜型《よるがた》の人《ひと》があまり早《はや》い時刻《じこく》に就寝《しゅうしん》しても，あまり眠《ねむ》くならず入眠《にゅうみん》しにくくなります。**就寝時刻《しゅうしんじこく》は自分《じぶん》のクロノタイプに合《あ》わせて決《き》めるのが理想的《りそうてき》です。**

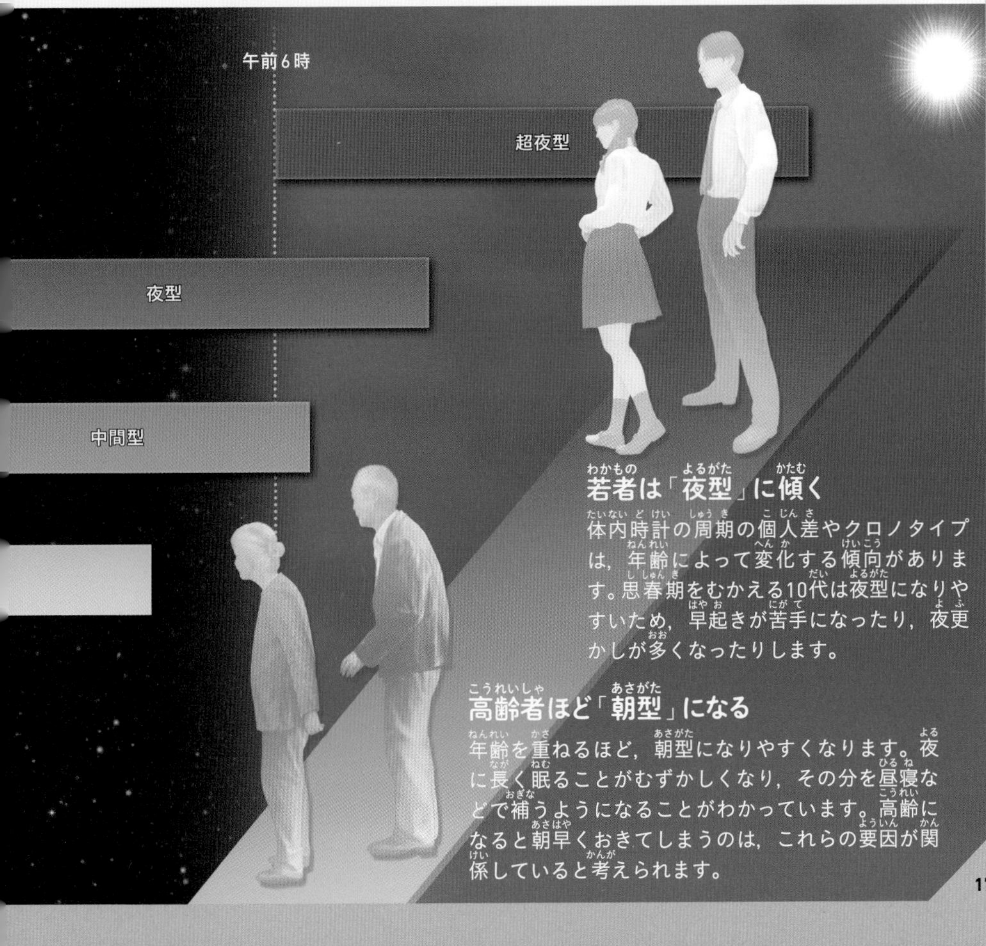

若者《わかもの》は「夜型《よるがた》」に傾《かたむ》く

体内時計《たいないどけい》の周期《しゅうき》の個人差《こじんさ》やクロノタイプは，年齢《ねんれい》によって変化《へんか》する傾向《けいこう》があります。思春期《ししゅんき》をむかえる10代《だい》は夜型《よるがた》になりやすいため，早起《はやお》きが苦手《にがて》になったり，夜更《よふ》かしが多《おお》くなったりします。

高齢者《こうれいしゃ》ほど「朝型《あさがた》」になる

年齢《ねんれい》を重《かさ》ねるほど，朝型《あさがた》になりやすくなります。夜《よる》に長《なが》く眠《ねむ》ることがむずかしくなり，その分を昼寝《ひるね》などで補《おぎな》うようになることがわかっています。高齢《こうれい》になると朝早《あさはや》くおきてしまうのは，これらの要因《よういん》が関係《かんけい》していると考《かんが》えられます。

人《ひと》は眠《ねむ》らないといつか死《し》んでしまう

断眠《だんみん》が身体《しんたい》へあたえる深刻《しんこく》な影響《えいきょう》

人《ひと》は，眠《ねむ》らないといつかは死《し》んでしまうと考《かんが》えられます。それを実際《じっさい》に人で確認《かくにん》した記録《きろく》はありませんが，ラットの実験《じっけん》では，2～4週間《しゅうかん》の断眠《だんみん》ですべての個体《こたい》が死《し》に至《いた》ったという結果《けっか》が得《え》られています。

人《ひと》の連続断眠記録《れんぞくだんみんきろく》としてよく知《し》られているのが，アメリカ，サンディエゴの高校生《こうこうせい》ランディ・ガードナーが1964年《ねん》に行《おこな》った挑戦《ちょうせん》です。17歳《さい》のランディは，自由研究《じゆうけんきゅう》のテーマに「断眠《だんみん》が人体《じんたい》にあたえる影響《えいきょう》」を選《えら》びました。そして，睡眠研究《すいみんけんきゅう》の大家《たいか》であり，「睡眠負債《すいみんふさい》」という言葉《ことば》の生《う》みの親《おや》でもあるスタンフォード大学《だいがく》のウィリアム・デメント博士《はくし》の立《た》ち会《あ》いのもとで，連続断眠記録《れんぞくだんみんきろく》に挑戦《ちょうせん》しました。

右《みぎ》のイラストは，断眠実験《だんみんじっけん》でみられたランディのようすです。ランディは，9日目《かめ》には文章《ぶんしょう》が最後《さいご》まで話《はな》せなくなりました。指《ゆび》や眼《がん》球《きゅう》のふるえがみられ，まぶたを上《あ》げておくのも困難《こんなん》になりました。ランディは断眠《だんみん》の間《あいだ》，コーヒーなどの興奮作用《こうふんさよう》のあるものはいっさい口《くち》にしませんでした。

ランディの断眠《だんみん》は，それまでの世界記録《せかいきろく》だった260時間《じかん》を上《うわ》まわり，実《じつ》にまる11日間《にちかん》（264時間《じかん》）におよびました。世界記録《せかいきろく》を達成《たっせい》したランディは断眠《だんみん》をやめ，14時間《じかん》40分《ぷん》ほど眠《ねむ》ったといいます。幸《さいわ》いにも**ランディには後遺症《こういしょう》が残《のこ》りませんでした。しかし，こうした長期《ちょうき》の断眠《だんみん》が脳《のう》に障害《しょうがい》をもたらした例《れい》もあり，非常《ひじょう》に危険《きけん》です。**

断眠実験開始

断眠1日目
December
28
午前《ごぜん》6時起床《じきしょう》。
断眠実験《だんみんじっけん》
スタート

断眠2日目
December
29
目《め》の焦点《しょうてん》が
定《さだ》まらない

断眠3日目
December
30
気分《きぶん》が変《か》わり
やすい。吐《は》き気《け》
がする

断眠4日目
December
31
集中力《しゅうちゅうりょく》が欠如《けつじょ》。
幻覚《げんかく》が見える

断眠5日目
January
1
断続的《だんぞくてき》に空想《くうそう》
にふける

断眠6日目
January
2
物《もの》を立体的《りったいてき》に
見《み》る能力《のうりょく》が落《お》
ちる

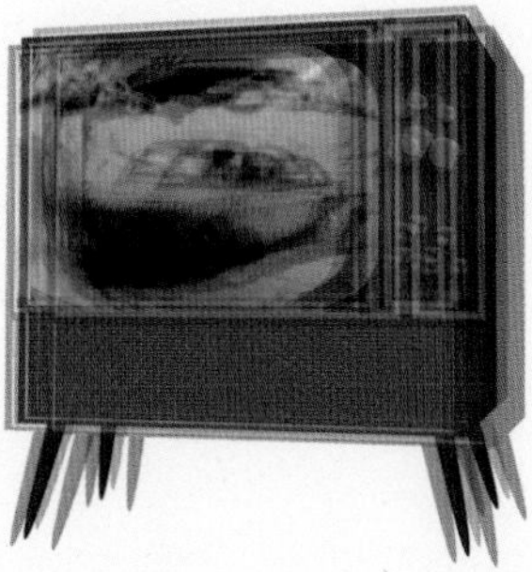

焦点《しょうてん》が定《さだ》まらない

断眠《だんみん》2日《か》目《め》には，ランディは目《め》の焦点《しょうてん》を定《さだ》めるのが困難《こんなん》になりました。2日《か》目《め》以降《いこう》は，目《め》が疲《つか》れるため，彼《かれ》はテレビを見《み》るのを止《や》めました。

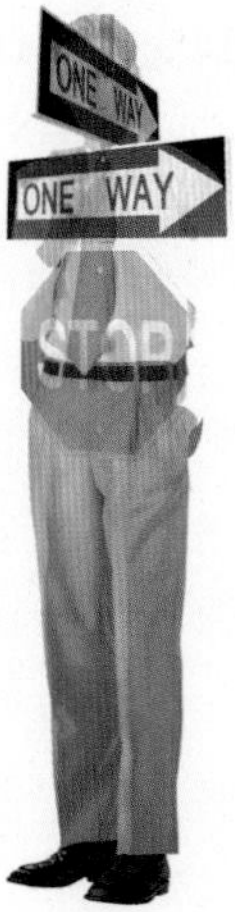

道路標識《どうろひょうしき》が人間《にんげん》に!? 幻覚《げんかく》が見《み》える

断眠開始《だんみんかいし》から4日《か》目《め》。道路標識《どうろひょうしき》が人間《にんげん》にみえるという幻覚《げんかく》が生《しょう》じました。同《おな》じころ，記《き》憶《おく》が欠《か》けはじめ，集中力《しゅうちゅうりょく》もなくなってきました。頭《あたま》にきつく布《ぬの》が巻《ま》かれているような感《かん》じがしたといいます。

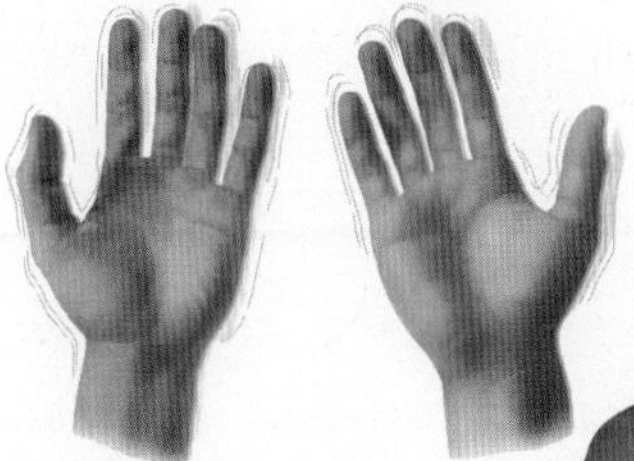

指《ゆび》や眼球《がんきゅう》がふるえる

実験期間中《じっけんきかんちゅう》，腕《うで》をのばすと，指《ゆび》がぴくぴくとふるえる現象《げんしょう》がみられました。また，まぶたを上《あ》げようとしても上《あ》がらなかったり（眼《がん》瞼下垂《けんかすい》），眼球《がんきゅう》が細《こま》かくふるえたりする現象《げんしょう》がみられました。

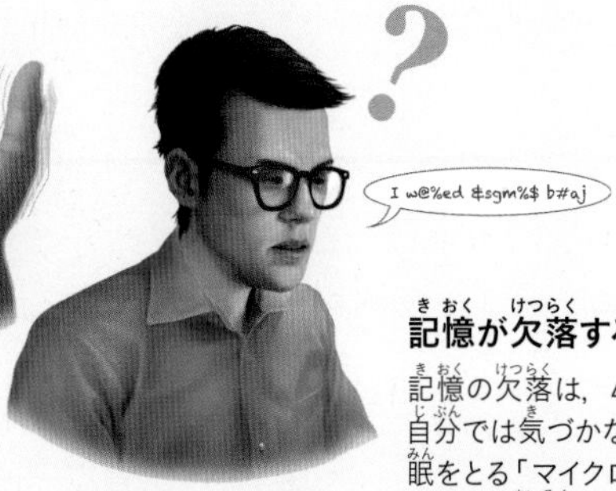

記憶《きおく》が欠落《けつらく》する・ろれつがまわらない

記憶《きおく》の欠落《けつらく》は，4日《か》目《め》くらいからみられました。自分《じぶん》では気《き》づかないうちに脳《のう》がごく短時間《たんじかん》の睡《すい》眠《みん》をとる「マイクロスリープ」という現象《げんしょう》がおきていたと推測《すいそく》されています。また，話《はな》し方《かた》は断《だん》眠《みん》が進《すす》むにつれてゆっくりになり，ろれつがまわらなくなったうえ，抑揚《よくよう》もなくなっていきました。

断眠実験終了

断眠7日目
January
3
明《あき》らかにろれ
つがまわらない

断眠8日目
January
4
発音《はつおん》が不明瞭《ふめいりょう》
になっていく

断眠9日目
January
5
思考《しこう》が断片的《だんぺんてき》。
文章《ぶんしょう》が最後《さいご》ま
で話《はな》せない

断眠10日目
January
6
記憶《きおく》や言語《げんご》に
関《かん》する能力《のうりょく》が
低下《ていか》

断眠11日目
January
7
記憶《きおく》や言語《げんご》に
関《かん》する能力《のうりょく》が
低下《ていか》

断眠12日目
January
8
午前《ごぜん》6時就寝《じしゅうしん》。
断眠実験終了《だんみんじっけんしゅうりょう》

睡眠《すいみん》には一定《いってい》の『サイクル』が存在《そんざい》する

最初《さいしょ》の睡眠《すいみん》サイクルが重要《じゅうよう》

睡眠《すいみん》サイクルとは

入眠《にゅうみん》から8時間後《じかんご》に起床《きしょう》する場合《ばあい》にみられる，標準的《ひょうじゅんてき》な睡眠《すいみん》サイクルの例《れい》をえがきました。三《みっ》つのステージからなるノンレム睡眠《すいみん》と，それにつづくレム睡眠《すいみん》が交互《こうご》にあらわれます。横方向《よこほうこう》は時間《じかん》をあらわし，下《した》のステージほど深《ふか》い睡眠《すいみん》をあらわしています。心拍数《しんぱくすう》や血圧《けつあつ》は，ノンレム睡眠中《すいみんちゅう》は低《ひく》くなり，レム睡眠中《すいみんちゅう》は高《たか》くなります。

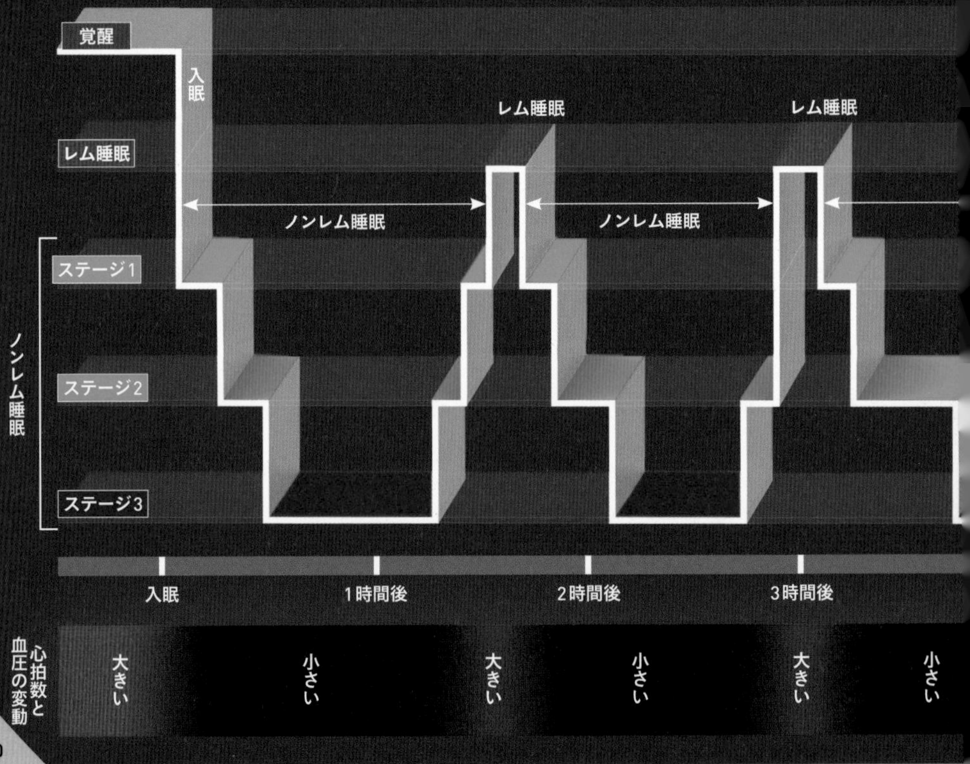

睡《すい》眠《みん》のメカニズムとして「睡眠《すいみん》サイクル」がよく知《し》られています。通常《つうじょう》，眠《ねむ》りに入ると，まず「ノンレム睡眠《すいみん》」とよばれる睡眠《すいみん》に入《はい》ります。ノンレム睡眠《すいみん》は60分前後《ぶんぜんご》つづき，それが終《お》わると「レム睡眠《すいみん》」とよばれる浅《あさ》い睡眠《すいみん》に入《はい》ります。**ノンレム睡眠《すいみん》とレム睡眠《すいみん》のセットが「睡眠《すいみん》サイクル」で，1回《かい》の睡眠中《すいみんちゅう》に4〜6回程度《かいていど》くりかえされます**（下《した》の図《ず》）。

1回《かい》の睡眠《すいみん》サイクルの長《なが》さは，おおむね90分《ぶん》といわれ，その90分《ぶん》の中《なか》に占《し》めるレム睡眠《すいみん》の割合《わりあい》は，1回《かい》の睡眠《すいみん》中《ちゅう》に徐々《じょじょ》に大《おお》きくなっていきます。**また，睡眠《すいみん》サイクルの長《なが》さは同《おな》じ人《ひと》でもばらつきがあり，日《ひ》によっても，一晩《ひとばん》の睡眠中《すいみんちゅう》でも変化《へんか》します。**

ノンレム睡眠《すいみん》は，ステージ1からステージ3までの3段階《だんかい》に分《わ》けられます。ステージ1，2，3の順《じゅん》に進《すす》んだあとは，2，1ともどって1回《かい》のノンレム睡眠《すいみん》が終《お》わります。ただし，いずれかのステージが飛《と》ばされることもめずらしくありません。

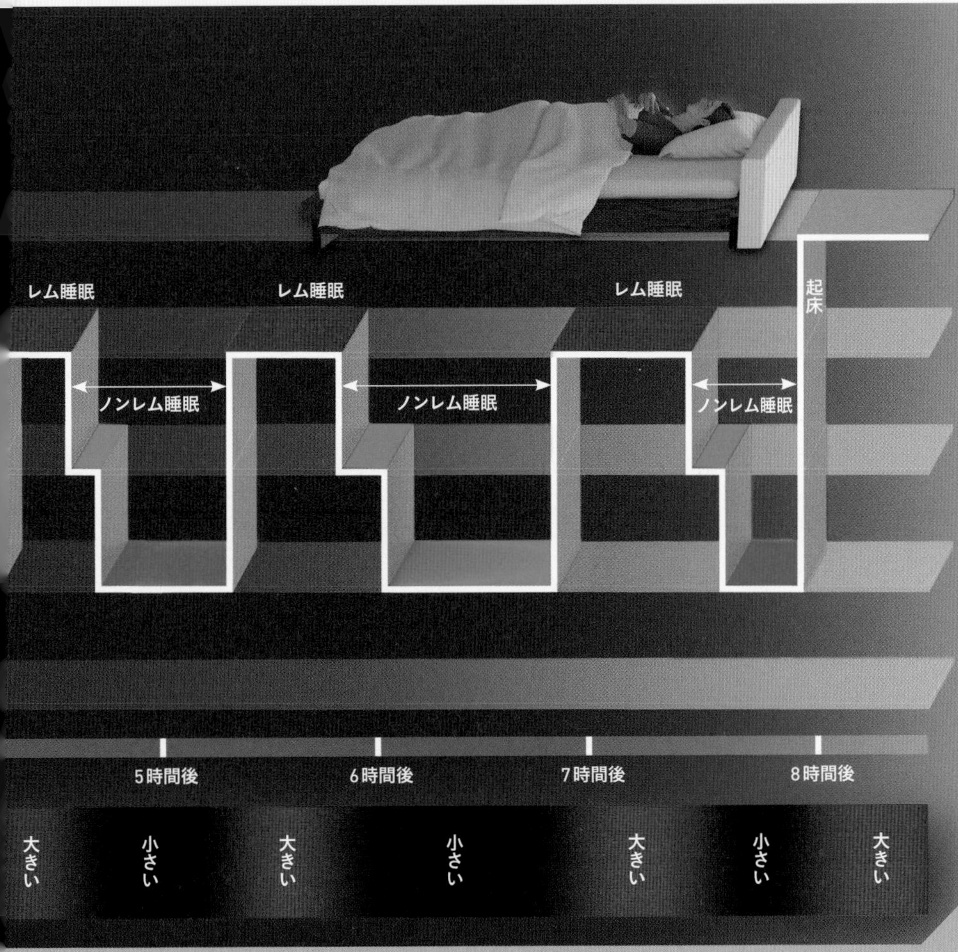

ノンレム睡眠中《すいみんちゅう》も脳細胞《のうさいぼう》は活動《かつどう》している

ノンレム睡眠《すいみん》で「記憶《きおく》」が強化《きょうか》される

ノンレム睡眠《すいみん》のステージ1～3は，睡眠中《すいみんちゅう》にみられる「脳波《のうは》」のちがいで区別《くべつ》されます。

ステージ1に入《はい》ると，入眠前《にゅうみんまえ》にみられた「アルファ波《は》」が消《き》えて，振幅《しんぷく》の小《ちい》さい脳波《のうは》があらわれます。次《つぎ》に「紡錘波《ぼうすいは》」とよばれる，さらに小《こ》きざみな脳波《のうは》がみられるステージ2に入《はい》ります。ステージ2は睡眠全体《すいみんぜんたい》で最《もっと》も長《なが》い時間《じかん》を占《し》め，浅《あさ》い眠《ねむ》りながら眠気《ねむけ》の解消《かいしょう》も進《すす》みます。

ステージ3に入《はい》ると，「デルタ波《は》」とよばれる，ゆっくり振動《しんどう》する脳波《のうは》があらわれます。これは，大脳《だいのう》の神経細胞《しんけいさいぼう》がいっせいに休《やす》んだり活動《かつどう》したりをくりかえしていることを示《しめ》していますが，この神経細胞《しんけいさいぼう》の同期《どうき》が何《なに》を意味《いみ》するかはまだよくわかっていません。

近年《きんねん》の研究《けんきゅう》では，ノンレム睡眠《すいみん》は記憶《きおく》の定着《ていちゃく》や強化《きょうか》に重要《じゅうよう》であることがわかってきました。ノンレム睡眠中《すいみんちゅう》の脳《のう》では，不要《ふよう》な神経細胞《しんけいさいぼう》どうしのつながりを解除《かいじょ》するなどして，記憶《きおく》の再構築《さいこうちく》と強化《きょうか》が行《おこな》われているという説《せつ》があります。

脳波《のうは》の正体《しょうたい》は？

脳《のう》の神経細胞《しんけいさいぼう》は，ほかの神経細胞《しんけいさいぼう》から信号《しんごう》を受《う》け取《と》ると電気《でんき》が流《なが》れます（下《した》のイラスト）。多数《たすう》の神経細胞《しんけいさいぼう》による電気信号《でんきしんごう》の波《なみ》を，頭部《とうぶ》につけた電極《でんきょく》でとらえたものが脳波《のうは》です。多数《たすう》の神経細胞《しんけいさいぼう》の電気信号《でんきしんごう》が生《しょう》じるタイミングがばらばらだと脳波《のうは》は小《こ》きざみに（周波数《しゅうはすう》が高《たか》く）なり，同期《どうき》するほどゆっくりに波《なみ》打《う》つ（周波数《しゅうはすう》が低《ひく》くなる）と考《かんが》えられています。

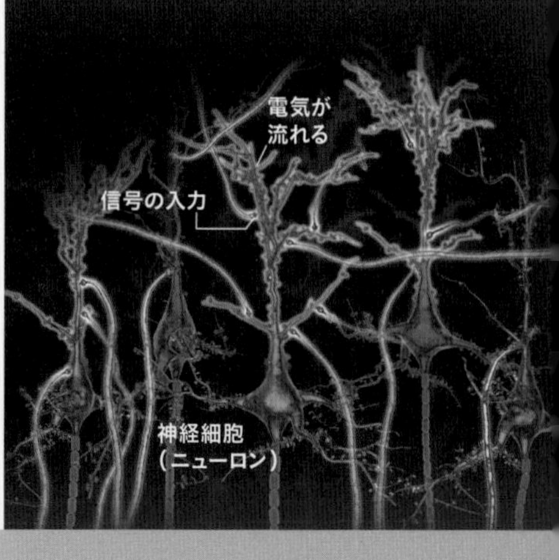

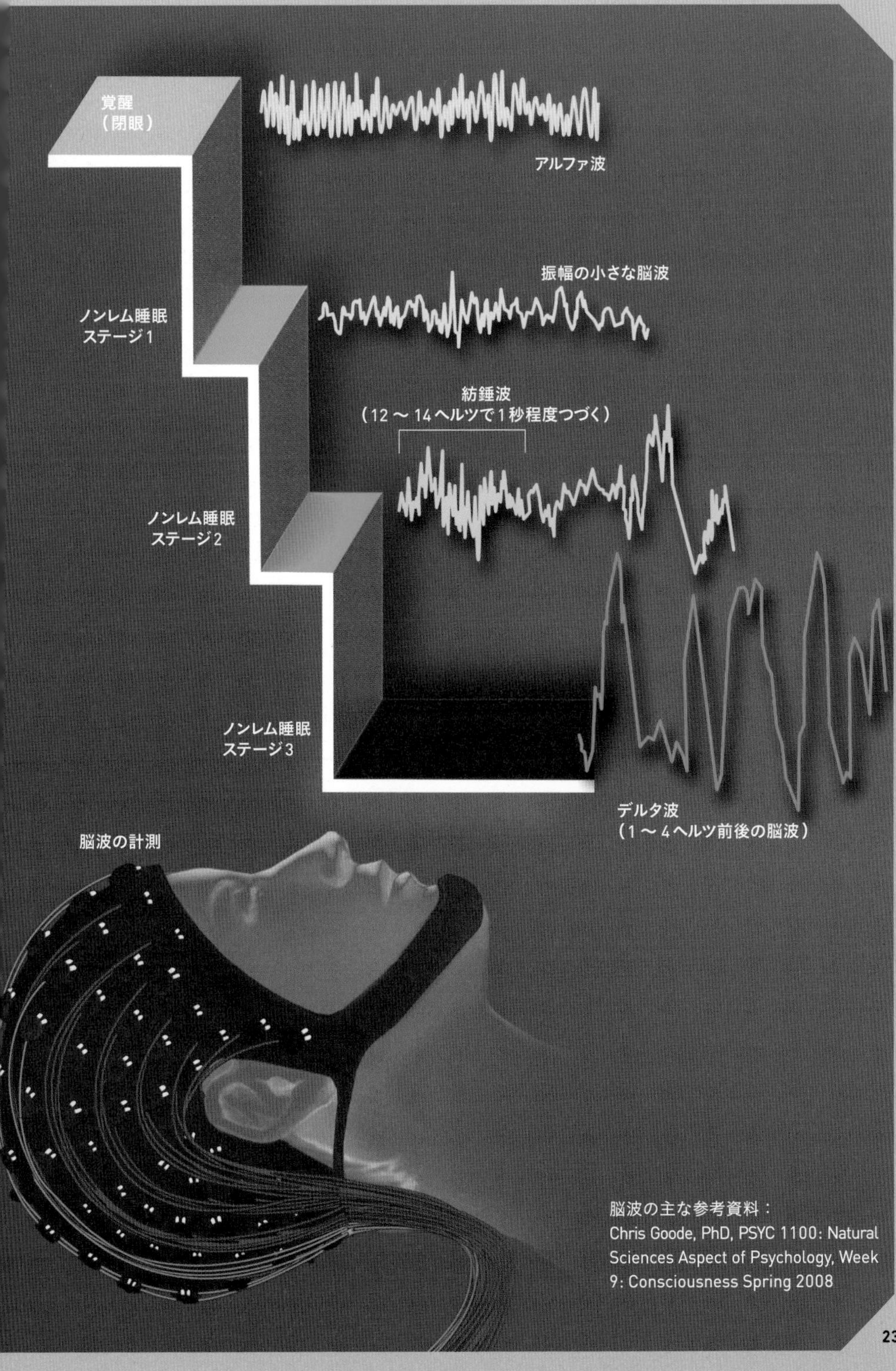

脳波の主な参考資料：
Chris Goode, PhD, PSYC 1100: Natural Sciences Aspect of Psychology, Week 9: Consciousness Spring 2008

睡眠の基本を正しく知ろう

夢《ゆめ》を見《み》るのは主《おも》にレム睡眠《すいみん》のとき

レム睡眠中《すいみんちゅう》の脳波《のうは》は，覚醒時《かくせいじ》に近《ちか》い

ノンレム睡眠《すいみん》のあとには，レム睡《すい》眠《みん》がつづきます。レム（REM）とは，急速眼球運動《きゅうそくがんきゅううんどう》（Rapid《ラピッド》 Eye Movement《アイムーブメント》）の略《りゃく》で，睡眠中《すいみんちゅう》に眼《がん》球《きゅう》が小《こ》きざみに動《うご》く現象《げんしょう》のことです。

興味深《きょうみぶか》いことに，レム睡眠中《すいみんちゅう》の大《だい》脳《のう》は，睡眠中《すいみんちゅう》にもかかわらず，覚醒《かくせい》時《じ》に近《ちか》い状態《じょうたい》にあり，脳波《のうは》をみると，覚醒時《かくせいじ》と同《おな》じように小《こ》きざみに振動《しんどう》しています。さらに，覚醒時《かくせいじ》よりもむしろ活発《かっぱつ》に活動《かつどう》している脳《のう》の領域《りょういき》が複数《ふくすう》あることが，脳活動《のうかつどう》の可視化《かしか》技術《ぎじゅつ》でみえてきました（イラスト）。

「空《そら》を飛《と》ぶ」などの奇妙《きみょう》な夢《ゆめ》，喜怒哀《きどあい》楽《らく》や不安《ふあん》といった感情《かんじょう》をともなう夢《ゆめ》の多《おお》くは，レム睡眠中《すいみんちゅう》に見《み》ることがわかっています。レム睡眠中《すいみんちゅう》の脳《のう》では，理《り》性的《せいてき》な判断《はんだん》にかかわる「前頭前野《ぜんとうぜんや》」の活動《かつどう》が低下《ていか》する一方《いっぽう》，視覚《しかく》イメージを生《う》みだす「視覚連合野《しかくれんごうや》」や，感情《かんじょう》をつかさどる「扁桃体《へんとうたい》」が活発《かっぱつ》に活動《かつどう》しています。これらが，レム睡眠中《すいみんちゅう》の夢《ゆめ》と関《かん》係《けい》していると考《かんが》えられます。ただし，ノンレム睡眠中《すいみんちゅう》にも夢《ゆめ》（ぼやっとした抽《ちゅう》象的《しょうてき》な夢《ゆめ》）を見《み》ることがあります。

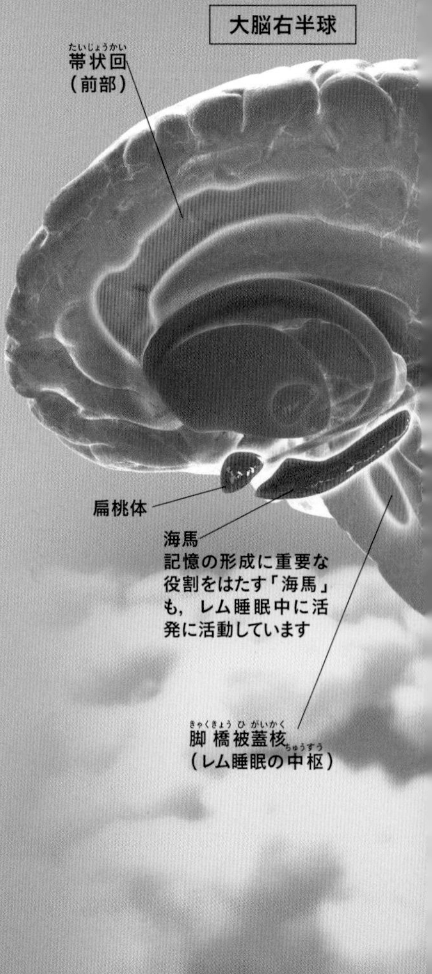

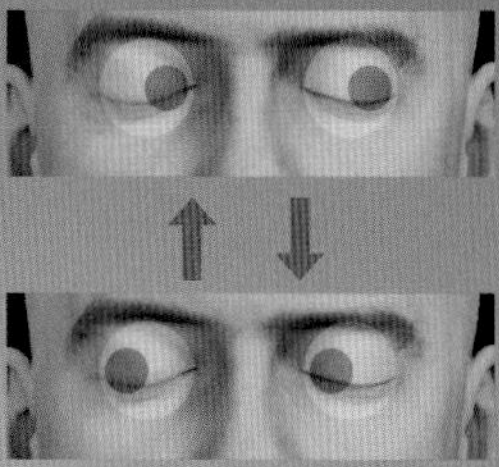

急速眼球運動
（Rapid Eye Movement）

レム睡眠中《すいみんちゅう》に活発《かっぱつ》な脳《のう》の領域《りょういき》

イラストで赤系《あかけい》の色《いろ》で示《しめ》したのが，レム睡眠中《すいみんちゅう》に覚醒時《かくせいじ》よりも活発《かっぱつ》に活動《かつどう》する脳《のう》の領域《りょういき》です。なお，レム睡眠中《すいみんちゅう》には，覚《かく》醒時《せいじ》よりも活動《かつどう》が低下《ていか》する領域《りょういき》もありますが，このイラストには示《しめ》していません。

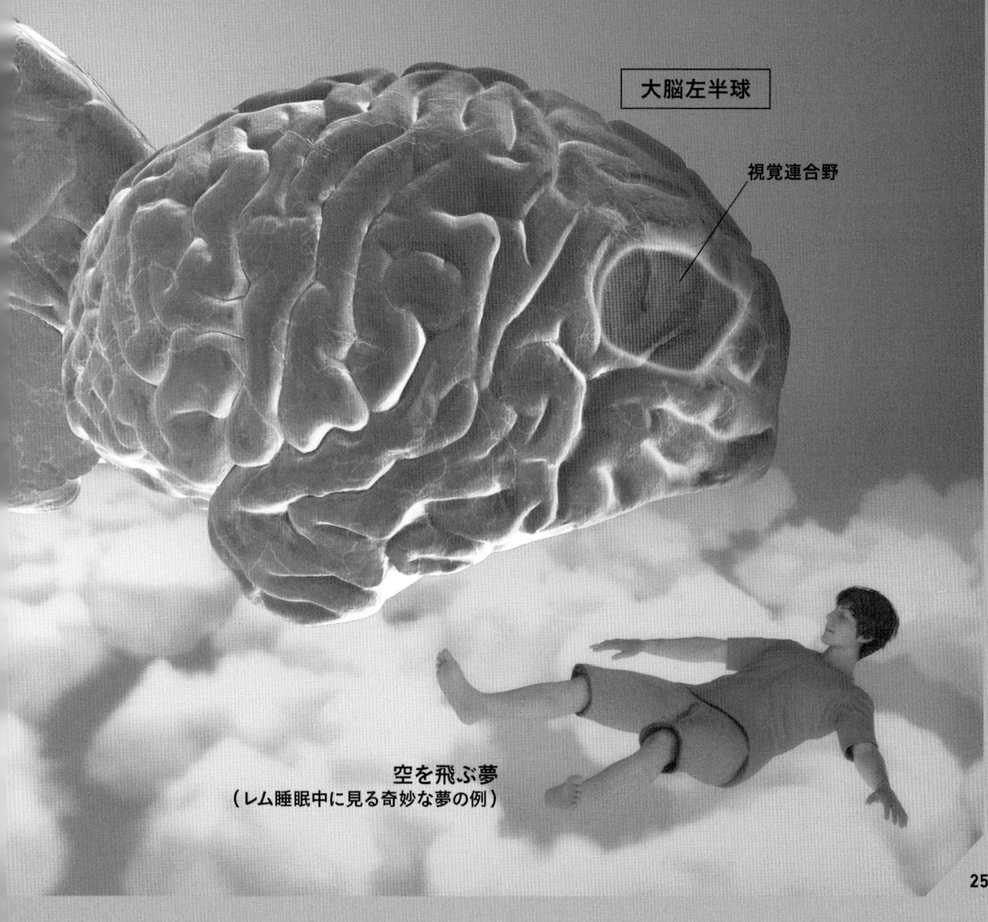

空を飛ぶ夢
（レム睡眠中に見る奇妙な夢の例）

Column

コーヒーブレーク

夢《ゆめ》の中《なか》で天才《てんさい》はひらめく

いったい，夢《ゆめ》を見《み》ている脳《のう》の中《なか》ではどんなことがおきているのでしょうか。

私《わたし》たちが目覚《めざ》めて活動《かつどう》しているときは，その時々《ときどき》で必要《ひつよう》なこと以外《いがい》に注意《ちゅうい》が向《む》かないよう，必要《ひつよう》な脳内《のうない》の神経《しんけい》ネットワークのみが選《え》ばれ，ほかの不要《ふよう》な情報《じょうほう》は意識《いしき》にのぼらないようにおさえられています。

ところが，夢《ゆめ》を見《み》る睡眠《すいみん》（レム睡眠《すいみん》）中《ちゅう》では，この抑制《よくせい》がはずれ，目覚《めざ》めている間《あいだ》はつながり合《あ》うことのなかった記憶《きおく》どうしがつながり，通常《つうじょう》では考《かんが》えつかないような記憶《きおく》の組《く》み合《あ》わせが生《しょう》じて斬新《ざんしん》なアイデアがひらめくのではないか，というのです。

あくまで仮説《かせつ》ですが，天才《てんさい》は非《ひ》常《じょう》に集中力《しゅうちゅうりょく》があるので，眠《ねむ》る前《まえ》に集中《しゅうちゅう》して考《かんが》えていたこととほかの記憶《きおく》との間《あいだ》につながりが生まれやすくなるのかもしれません。天《てん》才《さい》は，並《なみ》はずれた集中力《しゅうちゅうりょく》，興味《きょうみ》と努力《どりょく》によって，ぼう大《だい》な専門《せんもん》知識《ちしき》や経験《けいけん》，さらには専門外《せんもんがい》の分野《ぶんや》の知識《ちしき》や経験《けいけん》をも脳内《のうない》にためこんでいます。つなぎ合《あ》わせのおきる要《よう》素《そ》がたくさんあるため，凡人《ぼんじん》よりはるかに多《おお》くの組《く》み合《あ》わせができ，その中《なか》で斬新《ざんしん》なアイデアも生《う》まれてくるのではと考《かんが》えられています。

レム睡眠中《すいみんちゅう》の脳《のう》

レム睡眠中《すいみんちゅう》の脳内《のうない》の神経回路《しんけいかいろ》の活動状態《かつどうじょうたい》のイメージをえがきました。目覚《めざ》めているときの脳内《のうない》では，おこらなかった神経細胞《しんけいさいぼう》どうしのランダムな結合《けつごう》（ネットワーク）が生《しょう》じるようになります。

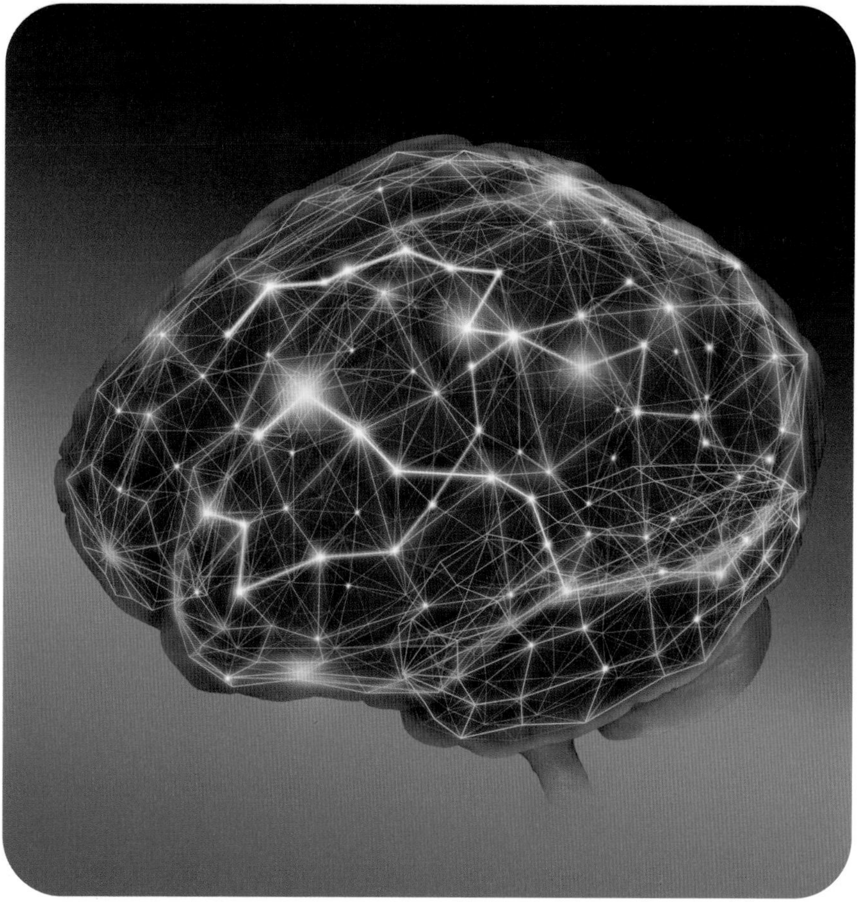

「睡眠圧《すいみんあつ》」がたまってくると眠気《ねむけ》を感《かん》じる

“眠気《ねむけ》のししおどし”で，睡眠《すいみん》は説明《せつめい》できる

眠《ねむ》くないときに，いくらがんばって眠《ねむ》ろうとしても，なかなか眠《ねむ》れるものではありません。人《ひと》が眠《ねむ》るためには，十分《じゅうぶん》な「眠気《ねむけ》」が必要《ひつよう》なのです。では眠気《ねむけ》とは，いったい何《なん》でしょうか。**「神経科学最大《しんけいかがくさいだい》のブラックボックス」ともいわれてきた眠気《ねむけ》の実体《じったい》が，近年《きんねん》の研究《けんきゅう》で急速《きゅうそく》に解明《かいめい》されつつあります。**

以前《いぜん》から，睡眠《すいみん》のしくみは「ツー・プロセス・モデル」とよばれる仮説《かせつ》で説明《せつめい》されていました。ツー・プロセス，すなわち二《ふた》つの過程《かてい》によって，睡眠《すいみん》と覚醒《かくせい》のサイクルが進《すす》むという仮説《かせつ》です。

一《ひと》つ目《め》は，睡眠《すいみん》の欲求《よっきゅう》の強《つよ》さである「睡眠圧《すいみんあつ》」で，それは覚醒《かくせい》している間《あいだ》にどんどんたまっていきます。**睡眠圧《すいみんあつ》が十分《じゅうぶん》に蓄積《ちくせき》されると，睡眠《すいみん》がはじまります。そして，眠《ねむ》ることによって睡眠圧《すいみんあつ》が解消《かいしょう》されるのです。**睡眠圧《すいみんあつ》の蓄積《ちくせき》と解消《かいしょう》は，十分《じゅうぶん》に水《みず》がたまると傾《かたむ》いて水《みず》を吐《は》き出《だ》す「ししおどし」にたとえることができます（右《みぎ》のイラスト）。

睡眠圧《すいみんあつ》のイメージは“眠気《ねむけ》のししおどし”

ししおどしの口《くち》が上《うえ》を向《む》いている間《あいだ》は覚醒《かくせい》がつづき，睡眠圧《すいみんあつ》がたまりつづけます。十分《じゅうぶん》に睡眠圧《すいみんあつ》がたまると，ししおどしは傾《かたむ》いて睡眠《すいみん》に入《はい》り，たまった睡眠圧《すいみんあつ》を吐《は》き出《だ》します。

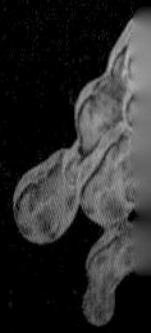

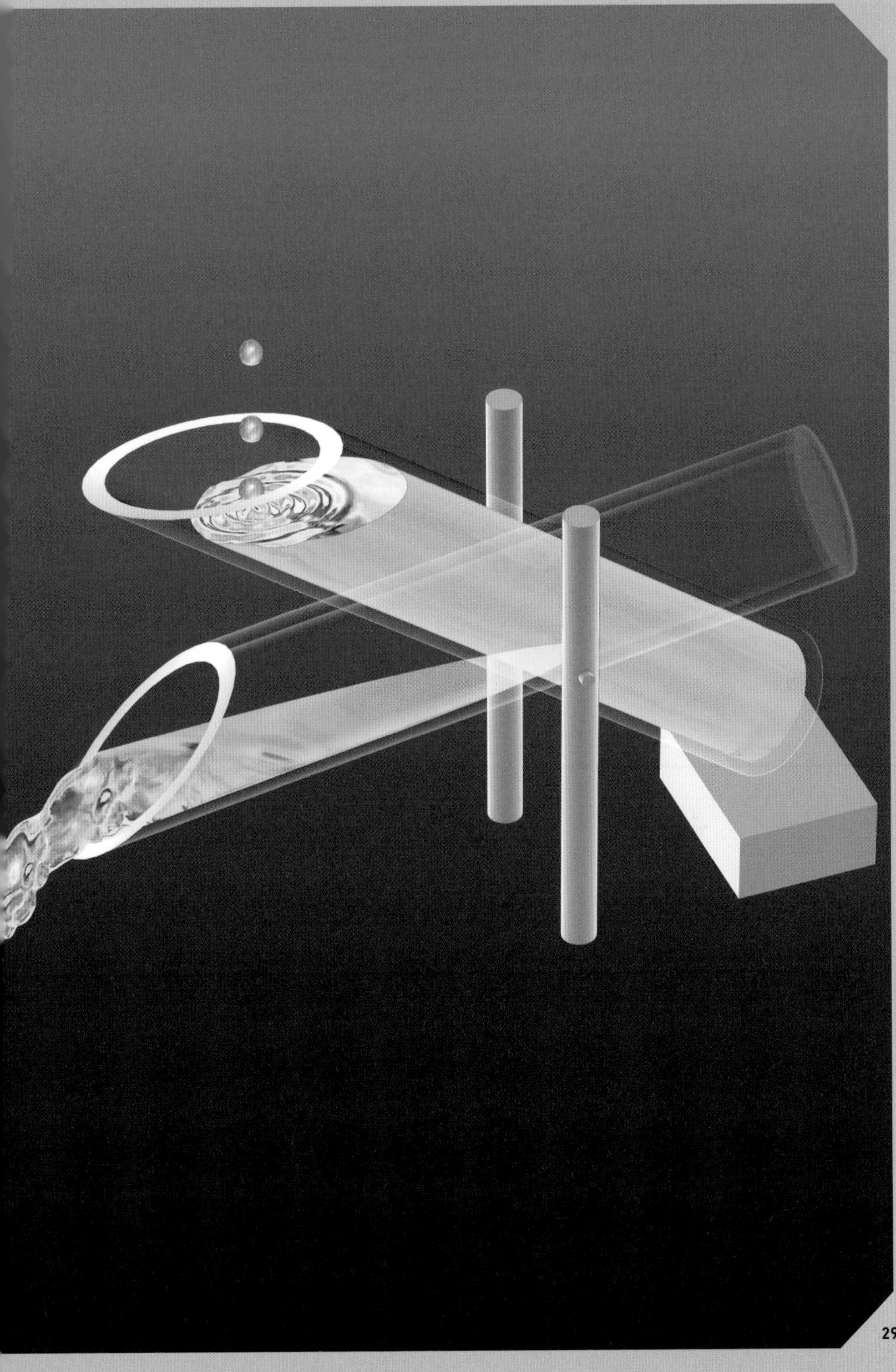

『体内時計《たいないどけい》』が覚醒《かくせい》シグナルのリズムをつくる

午後《ごご》9時《じ》ごろがピーク

睡眠《すいみん》のしくみ

睡眠《すいみん》と覚醒《かくせい》のサイクルを制御《せいぎょ》する「ツー・プロセス・モデル」のグラフをえがきました。睡眠圧《すいみんあつ》（黄色《きいろ》）と，体内時計《たいないどけい》がつくる覚醒《かくせい》シグナルの波《なみ》（赤色《あかいろ》）の二《ふた》つが，睡眠《すいみん》と覚醒《かくせい》を制御《せいぎょ》します。

覚醒シグナルの波をつくる
「体内時計」

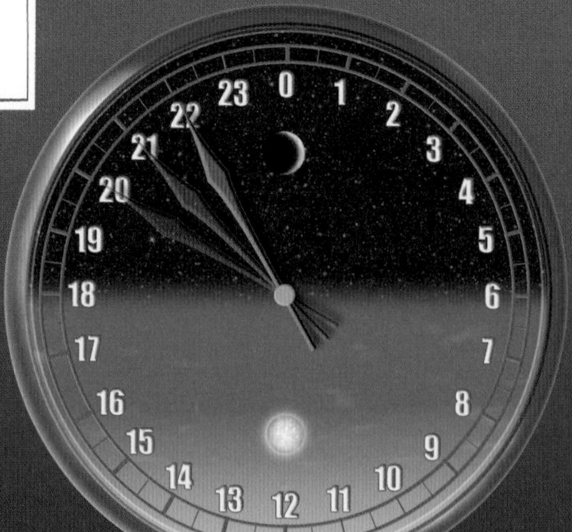

ツー・プロセス・モデルの二《ふた》つ目《め》の過程《かてい》は，約《やく》24時間《じかん》の周期《しゅうき》をきざむ体内時計《たいないどけい》です。

体内時計《たいないどけい》は，睡眠圧《すいみんあつ》の蓄積《ちくせき》（下《した》の黄色《きいろ》のグラフ）とは独立《どくりつ》して，覚醒《かくせい》シグナルの波《なみ》（下《した》の赤色《あかいろ》のグラフ）をつくっています。**この覚醒《かくせい》シグナルは午後《ごご》9時《じ》ごろにピークをむかえ，その後《ご》に弱《よわ》まります**。すると，眠気《ねむけ》のししおどしが傾《かたむ》くことで睡眠《すいみん》がはじまり，睡眠圧《すいみんあつ》が十分《じゅうぶん》に解消《かいしょう》されるまで睡眠《すいみん》がつづくのです。

クロノタイプが朝型《あさがた》の人《ひと》は，体内《たいない》時計《どけい》の周期《しゅうき》が少《すこ》しだけ短《みじか》いため，覚《かく》醒《せい》の波《なみ》が弱《よわ》まる時刻《じこく》が早《はや》くなります。逆《ぎゃく》に夜型《よるがた》の人《ひと》は，体内時計《たいないどけい》の周期《しゅうき》が少《すこ》しだけ長《なが》いため，覚醒《かくせい》の波《なみ》が弱《よわ》まる時刻《じこく》が遅《おそ》くなります。

なお，こうした差《さ》があっても，朝《あさ》に光《ひかり》を浴《あ》びることで体内時計《たいないどけい》はリセットされます。

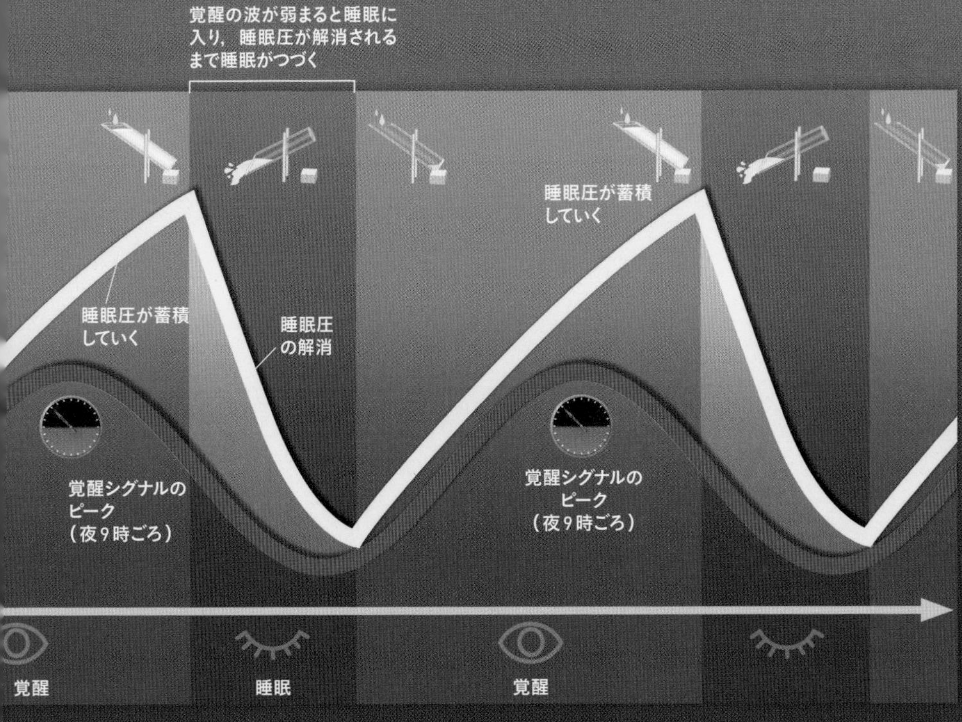

睡眠の基本を正しく知ろう

眠気《ねむけ》を引《ひ》きおこす タンパク質

“眠気《ねむけ》のししおどし”にたまる水《みず》の正体《しょうたい》

覚《かくせい》醒している間《あいだ》にたまりつづけ，睡眠《すいみん》によって解消《かいしょう》される「眠気《ねむけ》」の実体《じったい》とは，いったい何《なん》なのでしょうか。

その有力《ゆうりょく》な候補《こうほ》となる脳内《のうない》の現象《げんしょう》が，筑波大学《つくばだいがく》のリュウ・チンファ教授《きょうじゅ》，柳沢正史《やなぎさわまさし》教授《きょうじゅ》らの研究《けんきゅう》チームによって2018年《ねん》に発見《はっけん》されました。「スニップス」と名《な》づけられた，脳内《のうない》にある80種類《しゅるい》のタンパク質《しつ》にみられる化学変化《かがくへんか》で

眠気《ねむけ》で変化《へんか》するスニップス

シナプスにおけるスニップスをえがきました。睡眠《すいみん》によってスニップスのリン酸化《さんか》が解消《かいしょう》され（左《ひだり》），覚醒《かくせい》しつづけるとリン酸化《さんか》が進《すす》みます（右《みぎ》）。

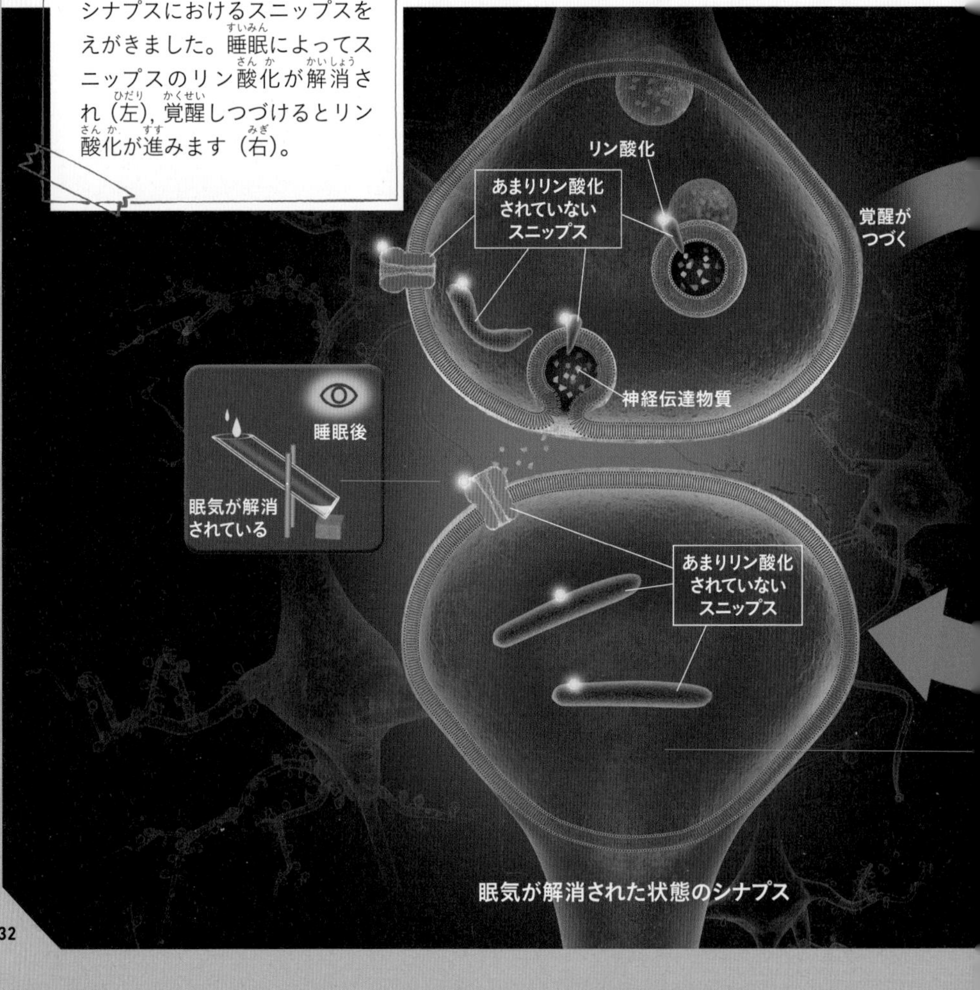

眠気が解消された状態のシナプス

す。スニップスのうち，実《じつ》に69種類《しゅるい》が，神経細胞《しんけいさいぼう》が別《べつ》の神経細胞《しんけいさいぼう》に信号《しんごう》を伝《つた》える「シナプス」とよばれる場《ば》所《しょ》に集中《しゅうちゅう》していました（イラスト）。

マウスを使《つか》った実験《じっけん》で，スニップスは，覚醒《かくせい》しつづける間《あいだ》，どんどん「リン酸化《さんか》」とよばれる化学変化《かがくへんか》が進《すす》むことがわかりました。そして，スニップスのリン酸化《さんか》は，睡眠《すいみん》によって解消《かいしょう》されるのです。こうしたスニップスのふるまいは，まさに眠気《ねむけ》の実体《じったい》にふさわしいものです。

スニップスのリン酸化《さんか》は，眠気《ねむけ》のししおどしの水《みず》にあたるものだと考《かんが》えられています。そのリン酸化《さんか》の解《かい》消《しょう》に要《よう》する時間《じかん》が，その人《ひと》に必要《ひつよう》な睡眠時間《すいみんじかん》そのものなのかもしれないといわれています。

この考《かんが》えが正《ただ》しければ，睡眠不足《すいみんぶそく》が積《つ》み重《かさ》なった「睡眠負債《すいみんふさい》」の状態《じょうたい》の脳《のう》では，リン酸化《さんか》されたスニップスが解消《かいしょう》しきれずに蓄積《ちくせき》し，そのせいでシナプスのはたらきが脳全体《のうぜんたい》で非《ひ》効率《こうりつ》になっているのかもしれません。

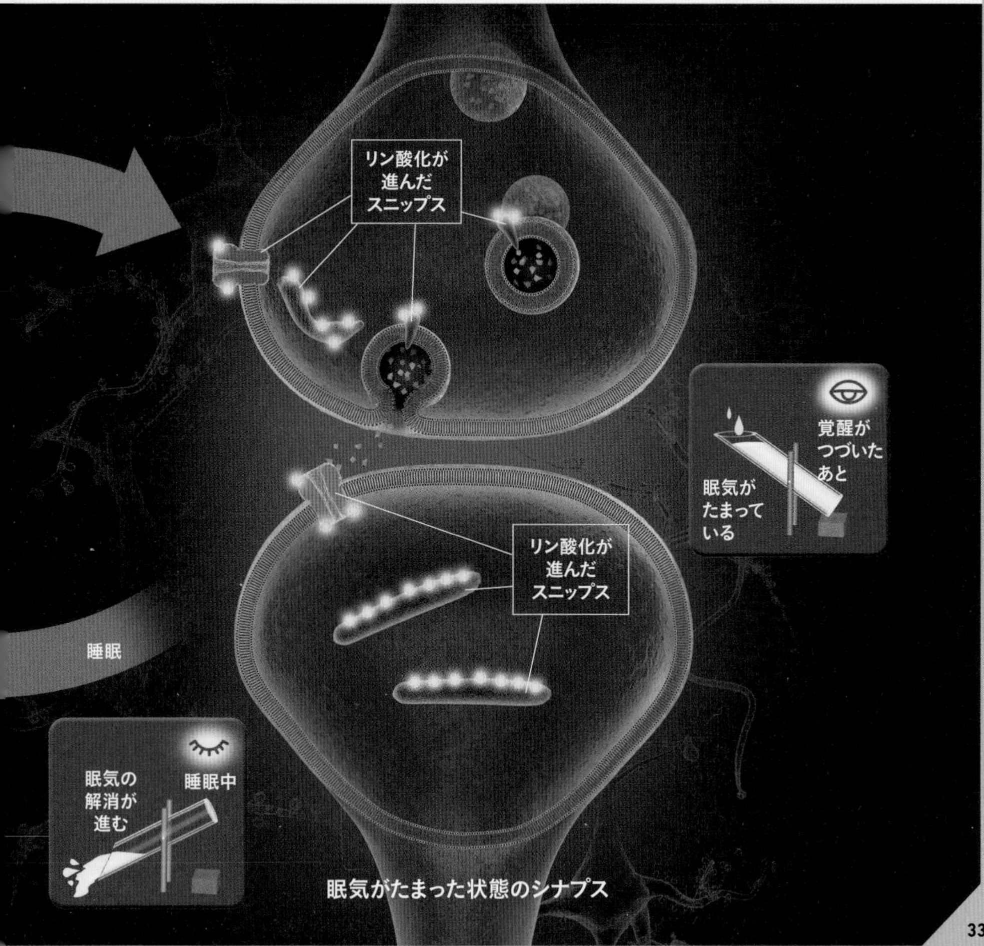

眠気がたまった状態のシナプス

1日《にち》の体《からだ》のリズムを生《う》みだすしくみ

地球《ちきゅう》の自転周期《じてんしゅうき》とおおよそ連動《れんどう》している

私《わたし》たちは，日《ひ》が昇《のぼ》ると目覚《めざ》めて活動《かつどう》をはじめ，夜《よる》になると眠《ねむ》ります。また，1日《いち》のうちに体温《たいおん》や血圧《けつあつ》がゆっくり増減《ぞうげん》します。時間《じかん》の進《すす》みに応《おう》じて，睡眠《すいみん》または覚醒《かくせい》をうながすホルモン（ある細胞《さいぼう》から血液《けつえき》中《ちゅう》などへ分泌《ぶんぴつ》され，別《べつ》の細胞《さいぼう》にはたらきかける物質《ぶっしつ》）が分泌《ぶんぴつ》されるなどの変化《へんか》もおきます。**これらのさまざまな体《からだ》の変化《へんか》を裏《うら》で支配《しはい》しているリズムのことを，生物学《せいぶつがく》や医学《いがく》では「体内時計《たいないどけい》」とよんでいます。**

16～17ページでもみたように，ヒトの体内時計《たいないどけい》には平均《へいきん》で約《やく》24時間《じかん》12分《ふん》の周期《しゅうき》があるとされ，これは「概日《がいじつ》リズム」とよばれています。また，周期《しゅうき》の長《なが》さには遺伝的《いでんてき》な個人差《こじんさ》があり，人《ひと》によって前後《ぜんご》20分《ぷん》は差《さ》があるといわれています。つまり，周《しゅう》期《き》が24時間《じかん》より長《なが》い人《ひと》も短《みじか》い人《ひと》もいるわけです。

ただし，いずれにしても体内時計《たいないどけい》の周期《しゅうき》は，地球《ちきゅう》の自転周期《じてんしゅうき》である1日《にち》とおおよそ連動《れんどう》しています。

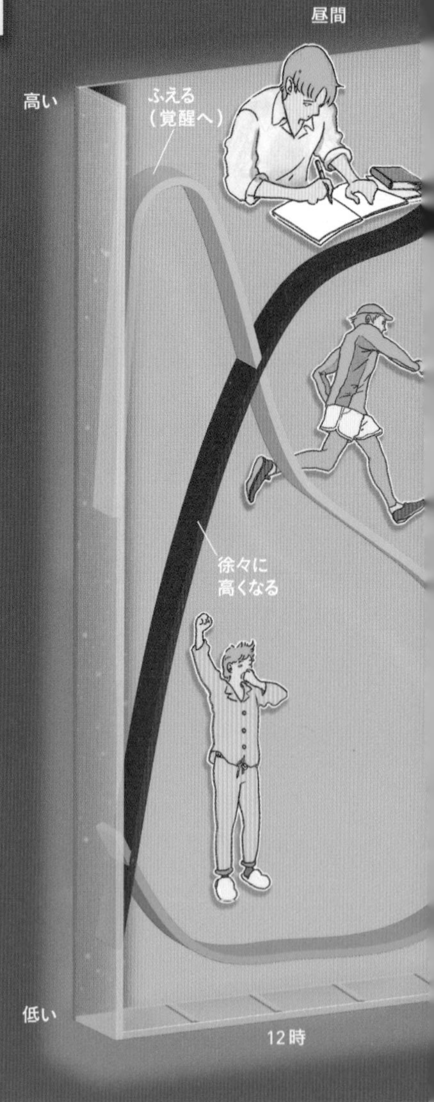

今《いま》の時刻《じこく》，体内時計《たいないどけい》の状態《じょうたい》は？

下《した》のグラフのうち，赤色《あかいろ》は深部《しんぶ》の体温《たいおん》をあらわしています。青色《あおいろ》は眠《ねむ》りに誘《さそ》う「メラトニン」，緑色《みどりいろ》は覚醒《かくせい》に関係《かんけい》する「コルチゾール」というホルモン物質《ぶっしつ》の量《りょう》（血中濃度《けっちゅうのうど》）を示《しめ》しています。これらは，約《やく》24時間《じかん》の周期《しゅうき》で変化《へんか》しています。

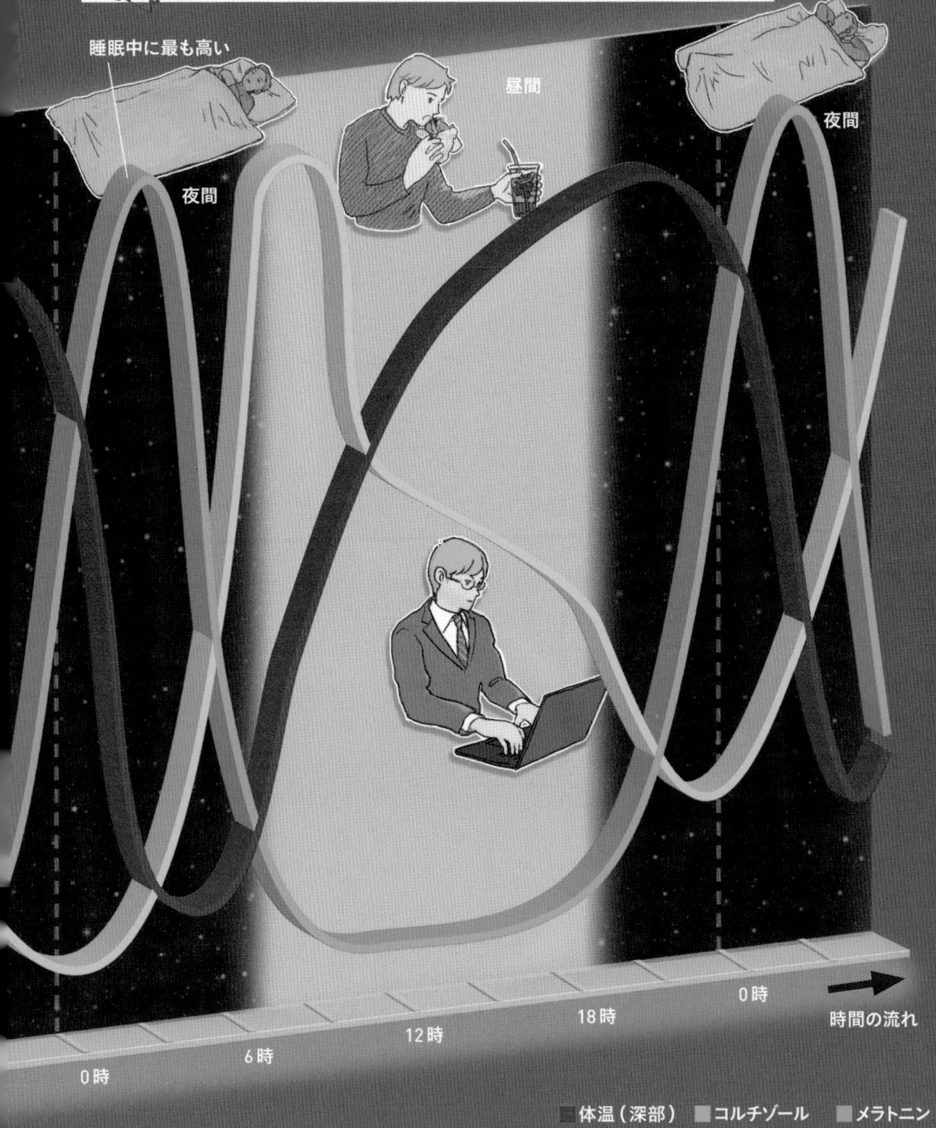

睡眠の基本を正しく知ろう

眠気《ねむけ》と覚醒《かくせい》をうながすホルモン

複数《ふくすう》のホルモンの分泌量《ぶんぴつりょう》がそのときどきで変化《へんか》する

睡眠《すいみん》にかかわるホルモンには，わたしたちを眠《ねむ》りに誘《さそ》う「メラトニン」と，覚醒《かくせい》をうながす「コルチゾール」などがよく知《し》られています。具体的《ぐたいてき》にみていきましょう。

「メラトニン」は，脳《のう》の松果体《しょうかたい》でセロトニンというホルモンから生《せい》成《せい》・分泌《ぶんぴつ》されます。**その分泌量《ぶんぴつりょう》は，目《め》から入《はい》る光《ひかり》によっておさえられるため，昼間《ひるま》に少《すく》なく，夜間《やかん》に増《ぞう》大《だい》します。その結果《けっか》，眠気《ねむけ》がもよおされるのです。**また，メラトニンは深部体温《しんぶたいおん》の低下《ていか》にも関係《かんけい》していると考《かんが》えられます。

なお，メラトニンとは逆《ぎゃく》に，日《にっ》光《こう》を浴《あ》びるなどすることで分泌《ぶんぴつ》されるのが，メラトニンの元《もと》となるセロトニンです。体内《たいない》で，必須《ひっす》アミノ酸《さん》の一種《いっしゅ》である「トリプトファン」から合成《ごうせい》されます。セロトニンは，わたしたちの精神《せいしん》を安定《あんてい》させるという大《おお》きな役割《やくわり》もになっています。

一方《いっぽう》の，覚醒《かくせい》をうながす「コルチゾール」は，腎臓《じんぞう》の近《ちか》くにある副腎皮質《ふくじんひしつ》から分泌《ぶんぴつ》されます。**コルチゾールには，運動《うんどう》をするときに活動《かつどう》する「交感神経《こうかんしんけい》」を刺激《しげき》するはたらきがあります。**交感神経《こうかんしんけい》の活動《かつどう》はとくに昼間《ひるま》に活発《かっぱつ》になりますが，副腎皮質《ふくじんひしつ》から分泌《ぶんぴつ》されるコルチゾールの量《りょう》は，午前《ごぜん》4時《じ》ごろに最大《さいだい》になり，午後《ごご》8時《じ》ごろには最低《さいてい》になります。起床《きしょう》の少《すこ》し前《まえ》に分泌量《ぶんぴつりょう》が最大《さいだい》になるのは，休《やす》んでいた体《からだ》を活動状態《かつどうじょうたい》にもどすためと考《かんが》えられます。

睡眠《すいみん》にかかわるホルモン

脳《のう》の松果体《しょうかたい》でつくられる「メラトニン」と，腎《じん》臓《ぞう》の上《うえ》にのった副腎《ふくじん》の，副腎皮質《ふくじんひしつ》でつくられる「コルチゾール」のそれぞれの化学式《かがくしき》です。

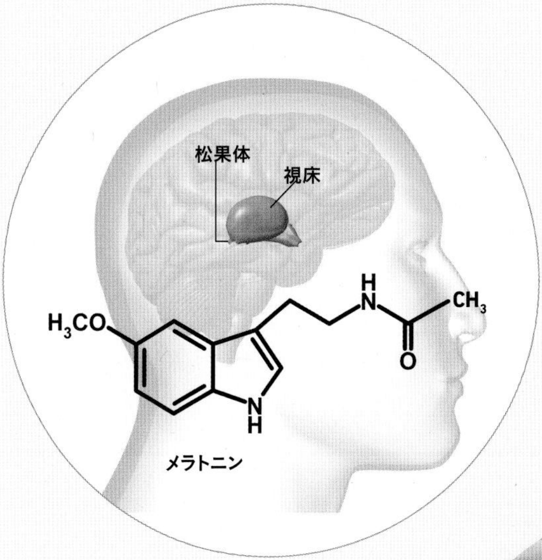

メラトニン

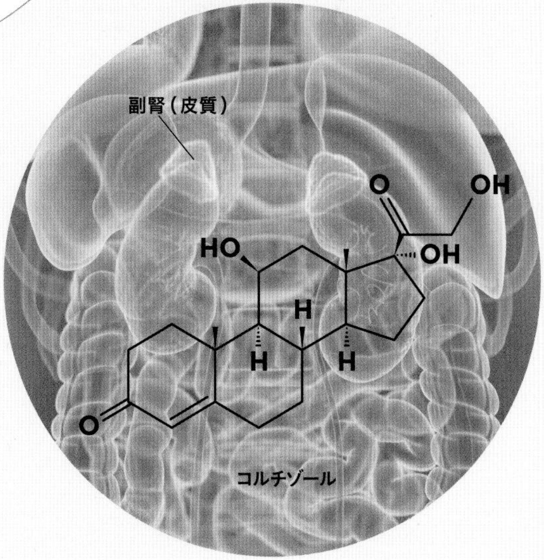

コルチゾール

「加齢《かれい》で眠《ねむ》れなくなる」のは自然《しぜん》なこと

年《とし》をとるにしたがって
代謝量《たいしゃりょう》が減《へ》り，短《みじか》い睡眠《すいみん》でも足《た》りるようになる

若《わか》いころは朝《あさ》なかなかおきられなかったのに，年《とし》をとると早寝早起《はやねはやお》きになり，睡眠時間《すいみんじかん》も短《みじか》くなる人《ひと》は多《おお》いものです。

この原因《げんいん》として「眠《ねむ》るのには体《たい》力《りょく》が必要《ひつよう》で，高齢《こうれい》になると眠《ねむ》れるだけの体力《たいりょく》がなくなるからだ」といわれることもありますが，これはまちがいです。**年《とし》をとると基礎《きそ》代謝量《たいしゃりょう》が減《へ》り，若《わか》いころのように活発《かっぱつ》に動《うご》くことも少《すく》なくなるため，短《みじか》い睡眠《すいみん》でも事足《ことた》りるのです。**

さらに，加齢《かれい》にともなって体内《たいない》時計《どけい》も変化《へんか》します。体内時計《たいないどけい》のサイクルは，年《とし》をとると徐々《じょじょ》に短《みじか》くなっていきます。体内時計《たいないどけい》のサイクルが短《みじか》くなっていけば，それだけ早寝早起《はやねはやお》きになります。ちなみに体内時計《たいないどけい》のサイクルが長《なが》くなれば，遅寝遅起《おそねおそお》きになりがちです。

また，年《とし》をとると，眠《ねむ》りをうながすホルモンであるメラトニン（36～37ページ）の夜間《やかん》の分泌《ぶんぴつ》量《りょう》が少《すく》なくなり，昼夜《ちゅうや》のメリハリがつきにくくなることもわかっています。そのため，高齢者《こうれいしゃ》は夜《よる》に深《ふか》く眠《ねむ》れる時間《じかん》が短《みじか》くなって途《と》中《ちゅう》でおきたり，昼間《ひるま》に眠気《ねむけ》が出《で》やすくなったりします。

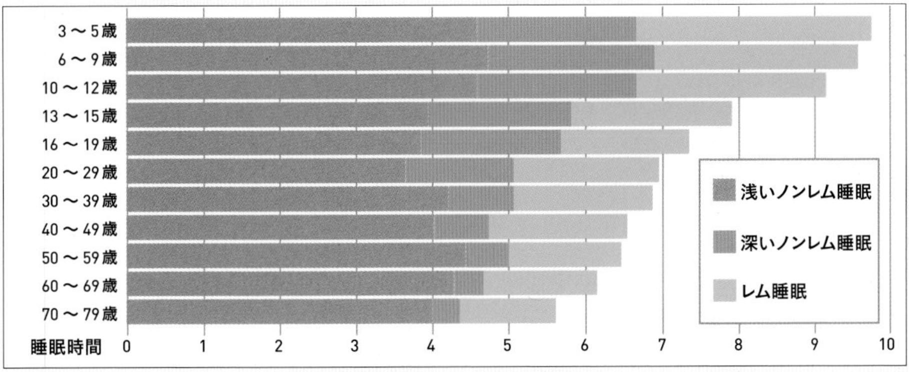

出典：『高齢者の睡眠』，榎本みのり，e-ヘルスネット（https://www.e-healthnet.mhlw.go.jp/information/heart/k-02-004.html）

年齢《ねんれい》によって睡眠時間《すいみんじかん》は大《おお》きく変《か》わる

年齢別《ねんれいべつ》の睡眠時間《すいみんじかん》の変化《へんか》を示《しめ》しました。睡眠《すいみん》は深《ふか》さによって三段階《さんだんかい》に分《わ》けてあります。グラフをみると，年齢《ねんれい》を重《かさ》ねるにしたがって，睡眠時間《すいみんじかん》が大《おお》きく減少《げんしょう》していくようすがわかります。睡眠《すいみん》の深《ふか》さ別《べつ》にみると，浅《あさ》いノンレム睡眠《すいみん》の時間《じかん》はほぼ変化《へんか》しませんが，深《ふか》いノンレム睡眠《すいみん》の時間《じかん》が大《おお》きく減少《げんしょう》しています。そのため，年齢《ねんれい》を重《かさ》ねると睡眠《すいみん》の質《しつ》が低下《ていか》するという問題《もんだい》を抱《かか》える場合《ばあい》もあります。

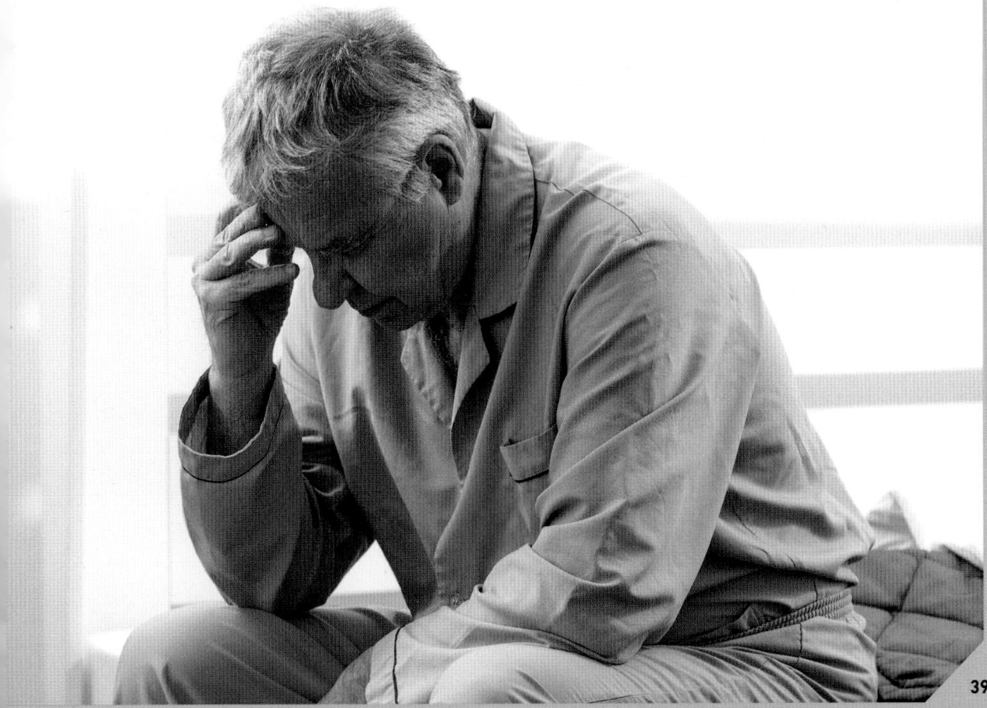

女性《じょせい》ホルモンの変化《へんか》は不眠《ふみん》をもたらす

月経《げっけい》の前後《ぜんご》や妊娠《にんしん》したときなどの女性《じょせい》ホルモンの量《りょう》が変化《へんか》が原因《げんいん》

年《ねん》齢《れい》だけではなく，性別《せいべつ》によっても眠《ねむ》りの特徴《とくちょう》はことなります。**女性《じょせい》では，女性《じょせい》ホルモンの一《ひと》つである「プロゲステロン」に眠気《ねむけ》を誘発《ゆうはつ》する作用《さよう》があることがわかっています。**プロゲステロンは排卵《はいらん》から月経直前《げっけいちょくぜん》まで分泌《ぶんぴつ》量《りょう》がふえ，月経《げっけい》がはじまると減《へ》るため，月経前《げっけいまえ》の時期《じき》は眠気《ねむけ》を感《かん》じやすくなります。

また，妊娠《にんしん》するとプロゲステロンとともに「エストロゲン」という女性《じょせい》ホルモンも大量《たいりょう》に分泌《ぶんぴつ》されるので，妊娠初期《にんしんしょき》には眠気《ねむけ》が強《つよ》くなります。

一方《いっぽう》，更年期《こうねんき》（女性《じょせい》では閉経前《へいけいぜん》後約《ごやく》5年《ねん》のこと）になると不眠《ふみん》に悩《なや》む女性《じょせい》がふえてきます。これは，のぼせやほてりなどの不快《ふかい》な身体《しんたい》症状《しょうじょう》や，子供《こども》の独立《どくりつ》や親《おや》の介護《かいご》などで抱《かか》えるストレスが原因《げんいん》で，深《ふか》く眠《ねむ》れなくなるからだと考《かんが》えられます。また，閉経後《へいけいご》は女性《じょせい》ホルモンの分泌量《ぶんぴつりょう》が大幅《おおはば》に減少《げんしょう》します。その影響《えいきょう》で，男性《だんせい》に多《おお》くみられる睡眠時無呼吸症候群《すいみんじむこきゅうしょうこうぐん》（くわしくは90～91ページ）を発症《はっしょう》しやすくなることも，眠《ねむ》りの質《しつ》が悪化《あっか》する原因《げんいん》の一《ひと》つです。

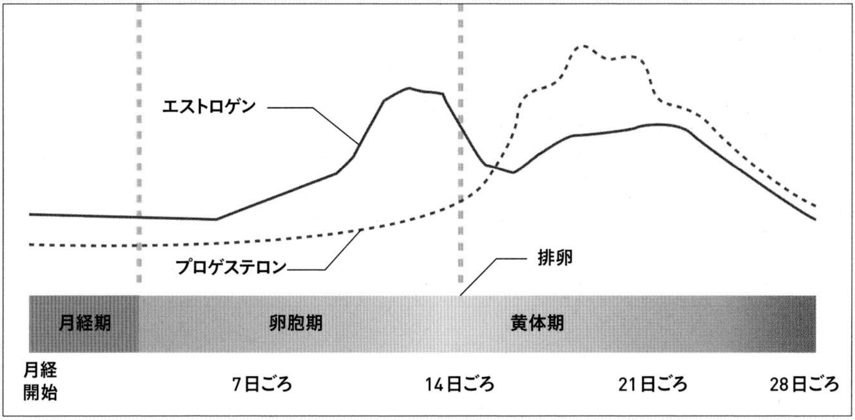

出典：『女性の睡眠障害』，渋井佳代，e-ヘルスネット（https://www.e-healthnet.mhlw.go.jp/information/heart/k-02-005.html）

月経周《げっけいしゅう》期《き》にともなって女性《じょせい》ホルモンの量《りょう》が変《へん》化《か》する

月経前《げっけいまえ》に心身《しんしん》に不《ふ》調《ちょう》がおきる「月経前症候群《げっけいまえしょうこうぐん》（PMS）」の症状《しょうじょう》の一《ひと》つとして，睡眠《すいみん》に変《へん》化《か》がおきる女性《じょせい》は多《おお》くいます。エストロゲンは月経開《げっけいかい》始《し》とともに増《ぞう》加《か》して排卵前《はいらんまえ》にピークに達《たっ》するのに対《たい》し，プロゲステロンは排卵《はいらん》後《ご》の「黄体《おうたい》期《き》」とよばれる時《じ》期《き》にピークをむかえます。プロゲステロンは深《しん》部《ぶ》体温《たいおん》を高《たか》めるはたらきをもっているため，黄体《おうたい》期《き》は深《しん》部《ぶ》体温《たいおん》のメリハリがなくなります。すると，睡眠《すいみん》が浅《あさ》くなるなどのトラブルがおきます。

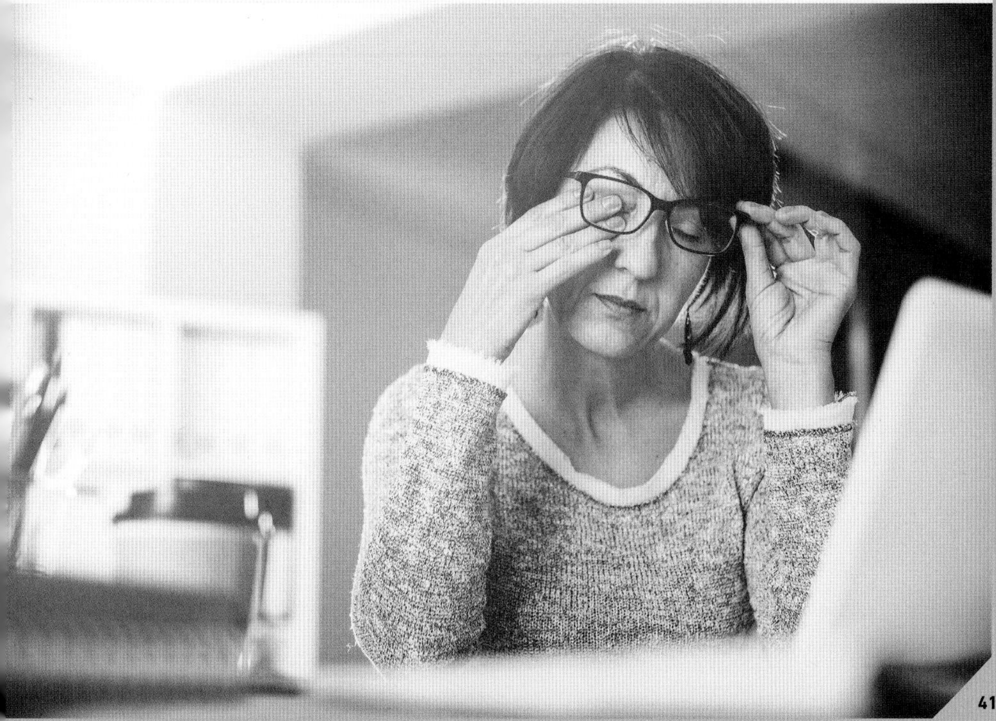

Column

コーヒーブレーク

体内《たいない》時計《どけい》が乱《みだ》れると免疫機能《めんえききのう》が下《さ》がる

人《にん》間《げん》を含《ふく》めた多《おお》くの生《い》き物《もの》は，約《やく》24時間《じかん》サイクルの「体内《たいない》時計《どけい》」をもっており，睡眠《すいみん》のリズムや血圧《けつあつ》，体温《たいおん》，ホルモン分泌《ぶんぴつ》などが制御《せいぎょ》されています。京都府立《きょうとふりつ》医科大学《いかだいがく》の八木田和弘《やぎたかずひろ》教授《きょうじゅ》らの研究《けんきゅう》チームは，**不規則《ふきそく》な生活《せいかつ》によって体内《たいない》時計《どけい》の乱《みだ》れが長《なが》くつづくと，病原体《びょうげんたい》などを排除《はいじょ》するシステムである免疫機能《めんえききのう》の老化《ろうか》が進《すす》んで，臓器《ぞうき》に慢性炎症《まんせいえんしょう》がおきるなどの影《えい》響《きょう》が生《しょう》じる**ことを，マウスの実験《じっけん》で明《あき》らかにしました。

不規則《ふきそく》な生活《せいかつ》をつづけるのが健《けん》康《こう》によくないことは昔《むかし》から経験的《けいけんてき》によく知《し》られており，シフト制《せい》の夜間業務《やかんぎょうむ》に従事《じゅうじ》する人々《ひとびと》に生活《せいかつ》習慣病《しゅうかんびょう》やうつ病《びょう》，肥満《ひまん》，生理不順《せいりふじゅん》などが多《おお》いことは，たくさんの疫《えき》学研究《がくけんきゅう》（多数《たすう》の症例《しょうれい》データを集《あつ》めて分析《ぶんせき》する手法《しゅほう》）によって示《しめ》されています。このような悪影響《あくえいきょう》は，現《げん》代社会《だいしゃかい》で深刻《しんこく》さをましている健康《しゃかい》問題《もんだい》の一《ひと》つです。

加齢《かれい》にともなう現象《げんしょう》として，獲《かく》得免疫《とくめんえき》（一度《いちど》かかった感染症《かんせんしょう》への抵抗力《ていこうりょく》を得《え》ること）の能力《のうりょく》が低下《ていか》するほか，免疫疾患《めんえきしっかん》が生《しょう》じやすくなったり，全身《ぜんしん》の臓器《ぞうき》で慢性炎症《まんせいえんしょう》がつづいたりすることが知《し》られており，「免疫老化《めんえきろうか》」とよばれています。このような慢性炎症《まんせいえんしょう》はさまざまな病気《びょうき》のリスクを高《たか》めることが指摘《してき》されています。

今回《こんかい》の研究《けんきゅう》では，体内時計《たいないどけい》の乱《みだ》れが免疫機能《めんえききのう》の老化《ろうか》や臓器《ぞうき》の慢性《まんせい》炎症《えんしょう》を引《ひ》きおこし，さまざまな病《びょう》気《き》につながるおそれがあることが明《あき》らかになりました。ただ，**体内《たいない》時計《どけい》の乱《みだ》れから免疫機能《めんえききのう》の老化《ろうか》に至《いた》るメカニズムはわかっておらず，研究《けんきゅう》チームは今後《こんご》それらの解明《かいめい》にも取《と》り組《く》みたいとしています。**

体内《たいない》時計《どけい》の大《おお》きな乱《みだ》れが，マウスの健康《けんこう》に影響《えいきょう》をおよぼした

12時間《じかん》ごとに明暗《めいあん》が入《い》れかわるグループAでは，体内《たいない》時計《どけい》に乱《みだ》れはおきませんでした。7日《か》ごとに8時間《じかん》ずつ明暗《めいあん》サイクルが遅《おく》れるグループBでも体内《たいない》時計《どけい》が乱《みだ》れることはなく，マウスの寿命《じゅみょう》に影響《えいきょう》はみられませんでした。一方《いっぽう》，4日《か》ごとに8時《じ》間《かん》ずつ明暗《めいあん》サイクルが早《はや》くなるグループCでは，体内《たいない》時計《どけい》の乱《みだ》れがおき，マウスの寿命《じゅみょう》が短《みじか》くなり，また，免疫老化《めんえきろうか》や肝臓《かんぞう》の慢性炎症《まんせいえんしょう》が生《しょう》じました。

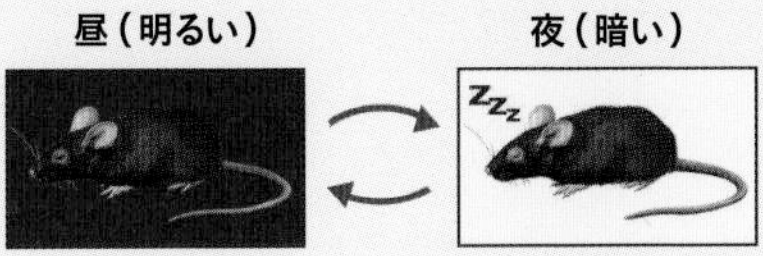

A. 規則正しいサイクル

B. 7日ごとに8時間遅れる

C. 4日ごとに8時間早まる

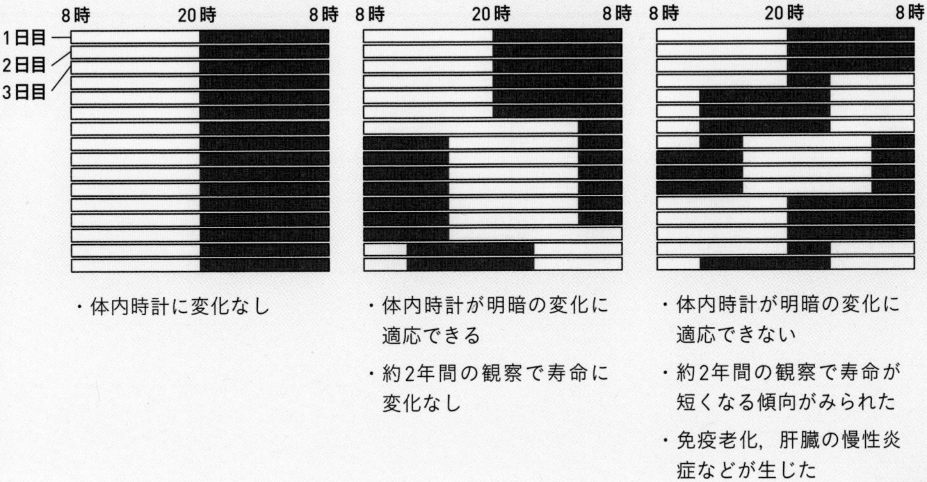

A.
- 体内時計に変化なし

B.
- 体内時計が明暗の変化に適応できる
- 約2年間の観察で寿命に変化なし

C.
- 体内時計が明暗の変化に適応できない
- 約2年間の観察で寿命が短くなる傾向がみられた
- 免疫老化，肝臓の慢性炎症などが生じた

2

快眠《かいみん》を手《て》に入《い》れるポイント

十分《じゅうぶん》な睡眠《すいみん》をとるためには，眠《ねむ》りの環境《かんきょう》をととのえることも大切《たいせつ》です。心地《ここち》よい眠《ねむ》りを得《え》るために，寝室《しんしつ》や体《からだ》をどのような状態《じょうたい》にしておくべきでしょうか。最新《さいしん》ツールの紹介《しょうかい》もまじえながら，快眠《かいみん》を手《て》に入《い》れる方《ほう》法《ほう》をみていきます。

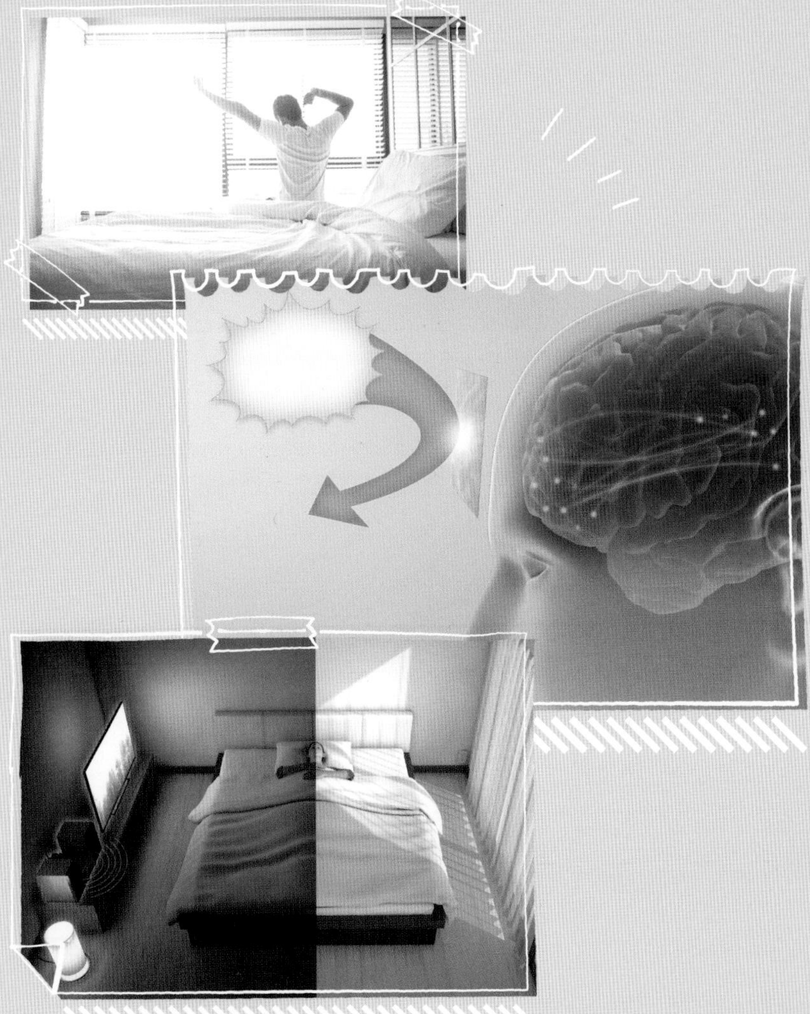

快眠を手に入れるポイント

眠《ねむ》りも目《め》覚《ざ》めもよくなるサイクル

ノンレム睡眠《すいみん》のステージ1か2の最中《さいちゅう》に目《め》覚《ざ》めると爽快《そうかい》におきられる

ここからは，心地《ここち》よく眠《ねむ》り，またおきるためにはどうしたらよいかをみていきましょう。

睡眠《すいみん》サイクル（20～21ページ）は，快眠《かいみん》や目《め》覚《ざ》めのよさにも直結《ちょっけつ》しています。ノンレム睡眠《すいみん》のうち，ステージ1と2は比較的《ひかくてき》浅《あさ》い睡眠《すいみん》です。ステージ3がより深《ふか》い睡眠《すいみん》であり，脳《のう》と体《からだ》を休息《きゅうそく》させる重要《じゅうよう》な役割《やくわり》があります。

最初《さいしょ》のノンレム睡眠《すいみん》にはステージ3が多《おお》く含《ふく》まれますが，2回目以《かいめい》降《こう》はそれらの割合《わりあい》が少《すく》なくなっていきます。**したがって，少《すく》なくとも1回目《かいめ》のノンレム睡眠《すいみん》をしっかりとることが，快眠《かいみん》の絶対条件《ぜったいじょうけん》といえます**。加《くわ》えて，睡眠《すいみん》の後半《こうはん》の，覚醒《かくせい》が近《ちか》くなるころのレム睡眠《すいみん》も快眠《かいみん》にとって重要《じゅうよう》ですので，十分《じゅうぶん》な回数《かいすう》の睡眠《すいみん》サイクルを連続《れんぞく》してとるべきなのはいうまでもありません。

ノンレム睡眠《すいみん》のステージ3の最《さい》中《ちゅう》に目《め》覚《ざ》めると不快感《ふかいかん》があり，レム睡眠《すいみん》，もしくはノンレム睡眠《すいみん》のステージ1か2の最中《さいちゅう》に目《め》覚《ざ》めると爽快《そうかい》におきられます。

最近《さいきん》では，睡眠《すいみん》サイクルを自動《じどう》判定《はんてい》してタイミングよくアラームを鳴《な》らしてくれるスマホアプリや電子製品《でんしせいひん》も登場《とうじょう》していますが，脳《のう》波《は》などを計測《けいそく》するものでないかぎり，あくまでも簡易的《かんいてき》なものだと考《かんが》えたほうがよいでしょう。

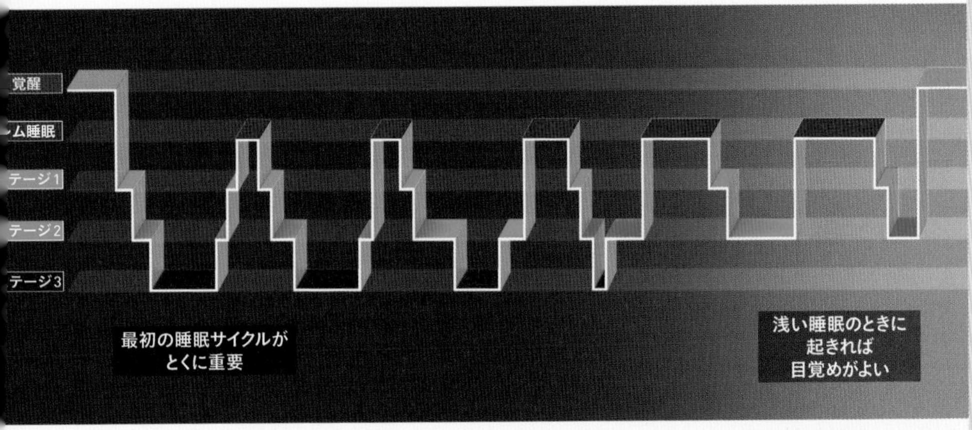
覚醒
ム睡眠
テージ1
テージ2
テージ3
最初の睡眠サイクルが
とくに重要
浅い睡眠のときに
起きれば
目覚めがよい

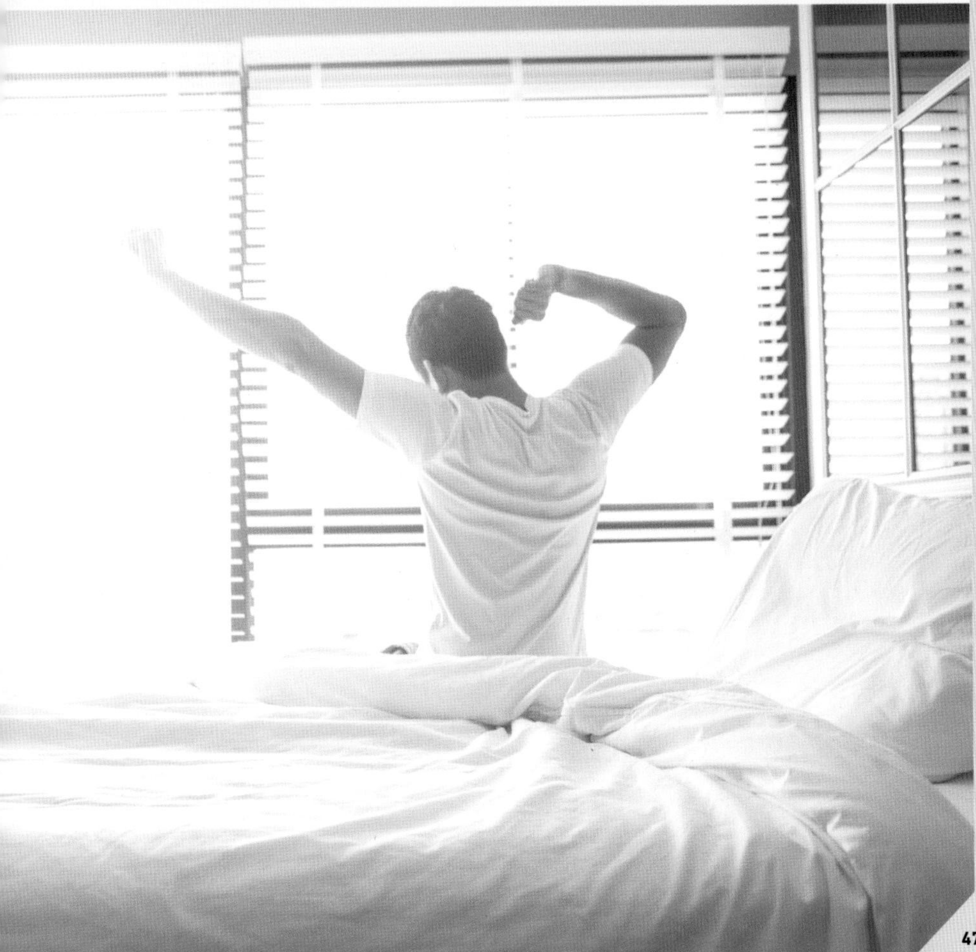

快眠を手に入れるポイント

「睡眠日誌《すいみんにっし》」で自分《じぶん》の眠《ねむ》りのリズムをつかもう

記録《きろく》をつけることで自分《じぶん》に必要《ひつよう》な睡眠時間《すいみんじかん》を確《たし》かめる

睡眠負債《すいみんふさい》は，「数日《すうじつ》から数週間《すうしゅうかん》以上《いじょう》，必要《ひつよう》な睡眠時間《すいみんじかん》が十分《じゅうぶん》にとれていない状態《じょうたい》」のことです。では，必要《ひつよう》な睡眠時間《すいみんじかん》とは，具体的《ぐたいてき》に何時間《なんじかん》なのでしょうか。一般的《いっぱんてき》には1日《にち》7時間程度《じかんていど》といわれますが，個人差《こじんさ》があります。

したがって，**自分《じぶん》が睡眠負債《すいみんふさい》をかかえているかどうかを知《し》るには，まず「自分《じぶん》に必要《ひつよう》な睡眠時間《すいみんじかん》」が何時間《なんじかん》なのかを知《し》らなければいけません。**「だいたい7時間《じかん》くらい」といった感覚《かんかく》にたよるのではなく，実際《じっさい》に記録《きろく》して確《たし》かめるのが大事《だいじ》です。そこで，睡眠《すいみん》の専門家《せんもんか》がすすめるのが「睡眠日誌《すいみんにっし》」です。

まずは，自分《じぶん》の2週間分《しゅうかんぶん》の睡眠日誌《すいみんにっし》を記録《きろく》しましょう。そして，平日《へいじつ》と休日《きゅうじつ》の睡眠時間《すいみんじかん》をくらべます。

休日《きゅうじつ》に平日《へいじつ》よりも2時間以上《じかんいじょう》多《おお》く眠《ねむ》るなら，それはもう睡眠負債《すいみんふさい》がたまっている状態《じょうたい》だといいます。多《おお》くの現代人《げんだいじん》は，平日《へいじつ》に睡眠不足《すいみんふさい》が重《かさ》なって蓄積《ちくせき》した睡眠負債《すいみんふさい》を，休日《きゅうじつ》に多《おお》く寝《ね》て解消《かいしょう》しようとしています。「ソーシャル・ジェットラグ（社会的時差《しゃかいてきじさ》ぼけ）」といわれるこの状態《じょうたい》こそ，睡眠負債《すいみんふさい》を抱《かか》える人《ひと》の典型例《てんけいれい》です。

平日《へいじつ》と休日《きゅうじつ》の睡眠時間《すいみんじかん》にほとんど差《さ》がなければ，それが自分《じぶん》にとっての必要《ひつよう》な睡眠時間《すいみんじかん》です。より正確《せいかく》に確《たし》かめるには，**たとえば「毎日《まいにち》7時間眠《じかんねむ》る」と決《き》めて1～2週間過《しゅうかんす》ごし，もっと寝《ね》たいと思《おも》わなければ7時間《じかん》が必要《ひつよう》な睡眠時間《すいみんじかん》だということになります。**

自分《じぶん》の睡眠《すいみん》を記録《きろく》する

右上《みぎうえ》の図《ず》を参考《さんこう》に，右《みぎ》の睡眠日誌《すいみんにっし》に毎日《まいにち》の睡眠時間《すいみんじかん》を記録《きろく》してみましょう。なかなか寝《ね》つけなかったり，途中《とちゅう》で目《め》が覚《さ》めたりしたときは，その時間帯《じかんたい》も記録《きろく》します。ぐっすり眠《ねむ》れたかどうか，目覚《めざ》めがよかったかどうかなど，睡眠《すいみん》の質《しつ》についてのメモも残《のこ》しましょう。

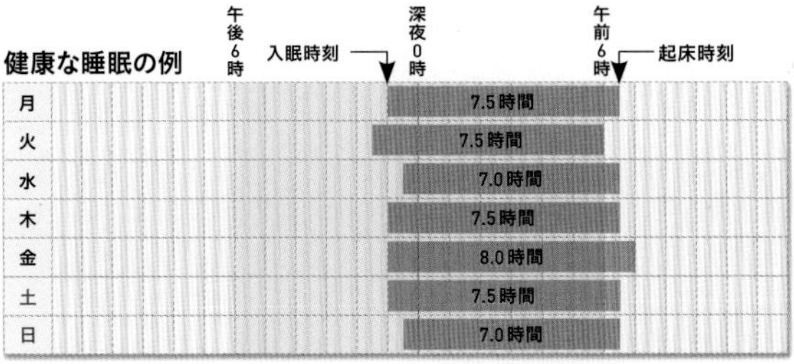

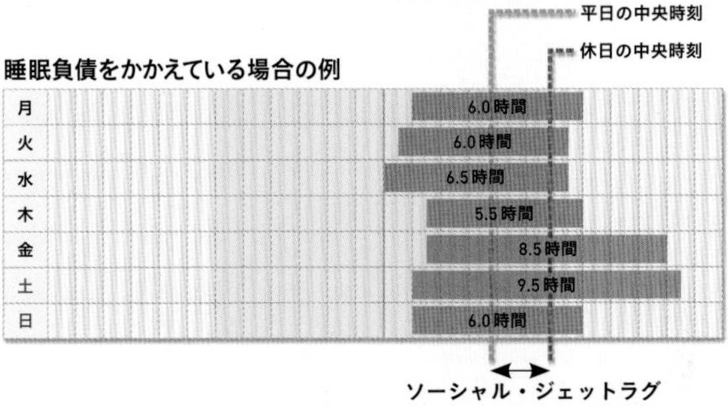

	正午	午後2時	午後4時	午後6時	午後8時	午後10時	深夜0時	午前2時	午前4時	午前6時	午前8時	午前10時	正午	メモ
月　日(月)														
月　日(火)														
月　日(水)														
月　日(木)														
月　日(金)														
月　日(土)														
月　日(日)														
月　日(月)														
月　日(火)														
月　日(水)														
月　日(木)														
月　日(金)														
月　日(土)														
月　日(日)														

「深部体温《しんぶたいおん》」と「交感神経《こうかんしんけい》」で快眠《かいみん》をめざす

快眠《かいみん》をもたらす生活習慣《せいかつしゅうかん》を身につけよう

質《しつ》の高《たか》い睡眠《すいみん》をとるためには，よい睡眠《すいみん》をもたらす生活習《せいかつしゅう》慣《かん》を規則的《きそくてき》に行《おこな》うことがたいせつです。寝《ね》る前《まえ》にはげしい音楽《おんがく》を聴《き》いたり残虐《ざんりゃく》な映像《えいぞう》を見《み》たりすると，興奮《こうふん》して頭《あたま》がさえてしまうため，絶対《ぜったい》におすすめできません。入《にゅう》浴後《よくご》すぐに布団《ふとん》に入《はい》るのもよくありません。

眠気《ねむけ》と「深部体温《しんぶたいおん》」（直腸《ちょくちょう》などで測定《そくてい》される，体内部《たいないぶ》の温度《おんど》）は深《ふか》い関係《かんけい》にあります。1日《にち》の中《なか》で，深《しん》部体温《ぶたいおん》が最《もっと》も高《たか》くなるのは寝《ね》る前《まえ》で，そこから徐々《じょじょ》に下《さ》がっていきます。それに応《おう》じて，眠気《ねむけ》がおとずれることがわかっているのです。つまり，入浴《にゅうよく》で上《あ》がった深部体温《しんぶたいおん》が下《さ》がりはじめる前《まえ》に布団《ふとん》に入《はい》ると，眠気《ねむけ》を感《かん》じにくいのです。

ただし，入浴《にゅうよく》で深部体温《しんぶたいおん》を上《あ》げること自体《じたい》は，スムーズな入眠《にゅうみん》のために効果的《こうかてき》です。**その際《さい》におすすめするのが，ぬるめのお湯《ゆ》に長《なが》めにつかることです。**それによって心身《しんしん》をリラックスさせるはたらきをもつ「副交感神経《ふくこうかんしんけい》」の活動《かつどう》が優位《ゆうい》になるので，興奮《こうふん》を高《たか》めずに深部体温《しんぶたいおん》を高《たか》められます。

寝《ね》る前《まえ》にカフェインの摂取《せっしゅ》をさけるのと同様《どうよう》に，アルコールの摂《せっ》取《しゅ》も快眠《かいみん》の大敵《たいてき》です。アルコールを代謝《たいしゃ》してできる物質《ぶっしつ》がもつ覚醒《かくせい》作用《さよう》によって眠《ねむ》りが浅《あさ》くなるばかりでなく，利尿作用《りにょうさよう》もあるため，安《あん》眠《みん》のさまたげになります。

食事《しょくじ》は睡眠《すいみん》の5時間前《じかんまえ》ごろまでに。
食《た》べすぎも空腹《くうふく》も睡眠《すいみん》をさまたげる

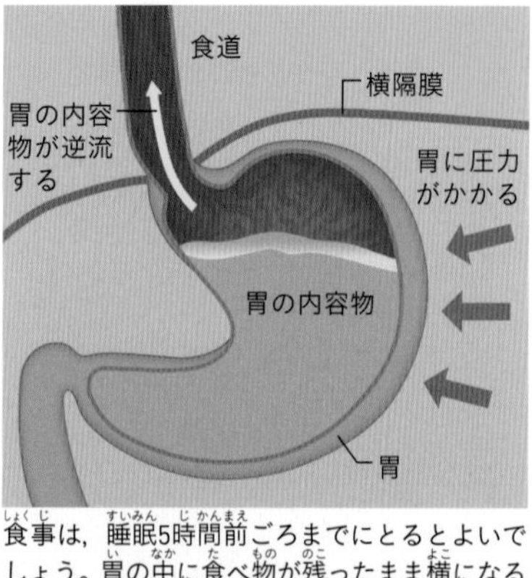

食事《しょくじ》は，睡眠《すいみん》5時間前《じかんまえ》ごろまでにとるとよいでしょう。胃《い》の中《なか》に食《た》べ物《もの》が残《のこ》ったまま横《よこ》になると，逆流性食道炎《ぎゃくりゅうせいしょくどうえん》の原因《げんいん》などになるためです。ただし，空腹《くうふく》だと眠《ねむ》りにくくなるため，あまりに食事《しょくじ》を早《はや》くとりすぎるのも問題《もんだい》です。

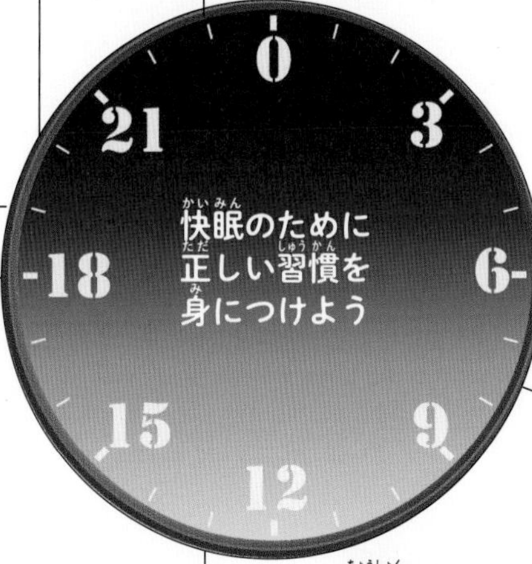

運動《うんどう》や入浴《にゅうよく》は夕方《ゆうがた》〜 20 時《じ》ごろに

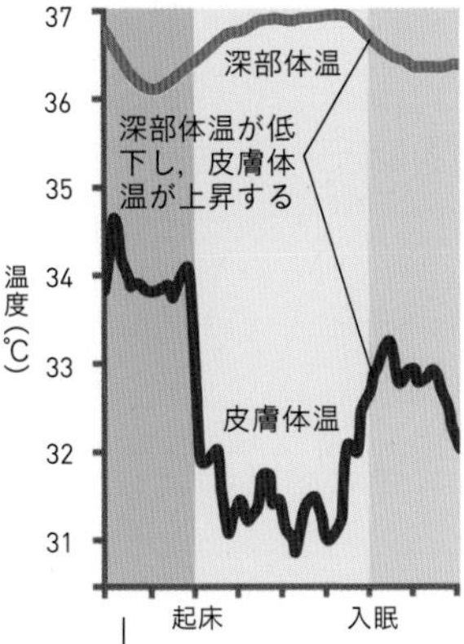

スムーズな入眠《にゅうみん》のためには，体温《たいおん》も重要《じゅうよう》です。入眠《にゅうみん》の際《さい》には，深部体温《しんぶたいおん》が低下《ていか》し，皮膚体温《ひふたいおん》が上昇《じょうしょう》することが知《し》られています。これは，体《からだ》の深部《しんぶ》から皮膚《ひふ》へと放熱《ほうねつ》がおきていることを示《しめ》しています。運動《うんどう》や入浴《にゅうよく》などの深部体温《しんぶたいおん》を高《たか》める行為《こうい》は，睡眠直前《すいみんちょくぜん》ではなく，夕方《ゆうがた》から20時《じ》ごろまでにすませておきましょう。

グラフ出典：Kurt Krauchi, Tom Deboer, Frontiers in Bioscience-Landmark (2010), doi: 10.2741/363

夜《よる》は明《あか》るい光《ひかり》をさける

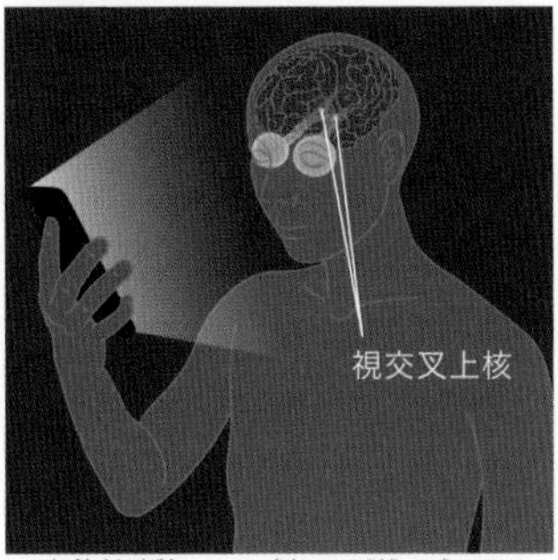

就寝直前《しゅうしんちょくぜん》には，明《あか》るい光《ひかり》を浴《あ》びないようにしましょう。強《つよ》い光《ひかり》，とくにスマートフォンなどから発《はっ》せられるブルーライトからは，体内時計《たいないどけい》を制御《せいぎょ》する「視交叉上核《しこうさじょうかく》」とよばれる脳《のう》の部位《ぶい》が影響《えいきょう》を受《う》け，体内時計《たいないどけい》が1〜2時間《じかん》ほど巻《ま》きもどされてしまいます。

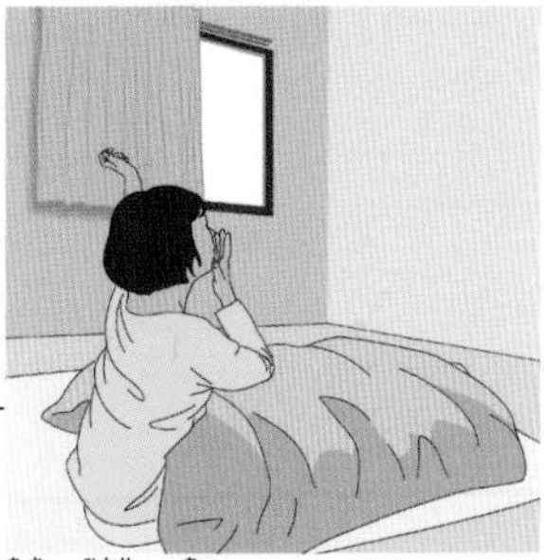

朝《あさ》の光《ひかり》を浴《あ》びる

朝《あさ》の光《ひかり》を浴《あ》びることは，体内時計《たいないどけい》をリセットし，新《あら》たな一日《いちにち》をはじめることに役立《やくだ》ちます。

朝食《ちょうしょく》をしっかり食《た》べる

夜《よる》によい睡眠《すいみん》をとるためには，昼間《ひるま》の活《かつ》動量《どうりょう》を高《たか》めることが重要《じゅうよう》です。そのためには，朝食《ちょうしょく》をしっかりと食《た》べましょう。

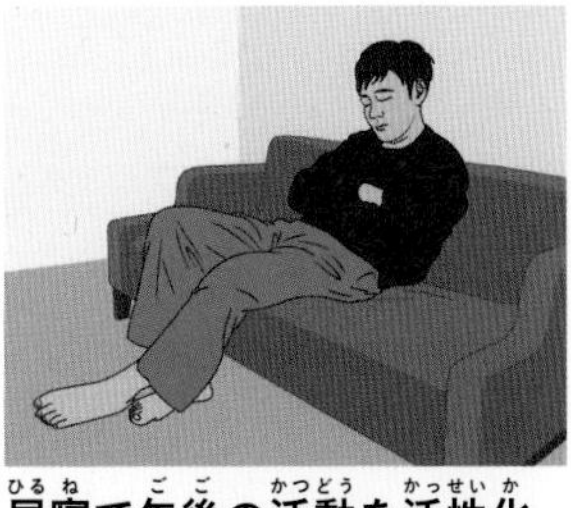

昼寝《ひるね》で午後《ごご》の活動《かつどう》を活性化《かっせいか》

昼食後《ちゅうしょくご》などに眠気《ねむけ》が高《たか》まった場合《ばあい》は，15分程度《ふんていど》の昼寝《ひるね》をするとよいでしょう。逆流性食道炎《ぎゃくりゅうせいしょくどうえん》をふせぐため，寝転《ねころ》がらずに座《すわ》ったまま寝《ね》るのがおすすめです。ただし，夜《よる》の寝不足《ねぶそく》が原因《げんいん》で昼《ひる》に眠気《ねむけ》が高《たか》まる場合《ばあい》も多《おお》いので，まずは夜《よる》の睡眠時間《すいみんじかん》をしっかり確保《かくほ》しましょう。

カフェインに敏感《びんかん》な人《ひと》は就寝《しゅうしん》5〜6時間前《じかんまえ》からひかえる

カフェインは，眠気《ねむけ》を生《う》み出《だ》す神経《しんけい》に作用《さよう》し，眠気《ねむけ》をおさえます。カフェインへの敏感《びんかん》さには個人差《こじんさ》がありますが，とくに敏感《びんかん》な人《ひと》は就寝《しゅうしん》の5〜6時間前《じかんまえ》から摂取《せっしゅ》をひかえましょう。

快眠を手に入れるポイント

寝《ね》る前《まえ》に熱《あつ》いお風呂《ふろ》に入《はい》るのはやめよう

就寝直前《しゅうしんちょくぜん》の入浴《にゅうよく》はぬるめのお湯《ゆ》につかるのがよいでしょう

快《かい》適《てき》な室内温度《しつないおんど》は睡眠《すいみん》にとって重《じゅう》要《よう》ですが，体内《たいない》の温度《おんど》，すなわち体温《たいおん》と睡眠《すいみん》の関係《かんけい》もまた重要《じゅうよう》です。

主《おも》に直腸《ちょくちょう》ではかる「深部体温《しんぶたいおん》」は，皮《ひ》膚《ふ》ではかる「皮膚体温《ひふたいおん》」より3～5℃程度《ていど》高《たか》くなっています。この深部体温《しんぶたいおん》は，体内時計《たいないどけい》による覚醒《かくせい》レベルと連動《れんどう》しており，夜《よる》9時《じ》くらいをピークに下《さ》がりはじめます（右《みぎ》のイラストのピンク色《いろ》の曲線《きょくせん》）。そして，入眠後《にゅうみんご》さらに下《さ》がり，睡眠中《すいみんちゅう》に最《もっと》も低温《ていおん》になります。

その逆《ぎゃく》に，皮膚体温《ひふたいおん》は入眠後《にゅうみんご》に徐々《じょじょ》に上昇《じょうしょう》していきます（オレンジ色《いろ》の曲《きょく》線《せん》）。入眠後《にゅうみんご》に体《からだ》の深部《しんぶ》から皮膚《ひふ》への放熱《ほうねつ》がおきて，深部《しんぶ》と皮膚《ひふ》との体温差《たいおんさ》が減《へ》ることはまちがいありませんが，手足《てあし》などの末梢《まっしょう》が温《あたた》かくなって放熱《ほうねつ》がおきることが入眠《にゅうみん》に大事《だいじ》だという研究《けんきゅう》もあります。

入浴《にゅうよく》は就寝《しゅうしん》の2時間《じかん》程度《ていど》前《まえ》にすませたいですが，就寝直前《しゅうしんちょくぜん》になってしまった場合《ばあい》にはぬるめのお湯《ゆ》につかるのがよいでしょう。

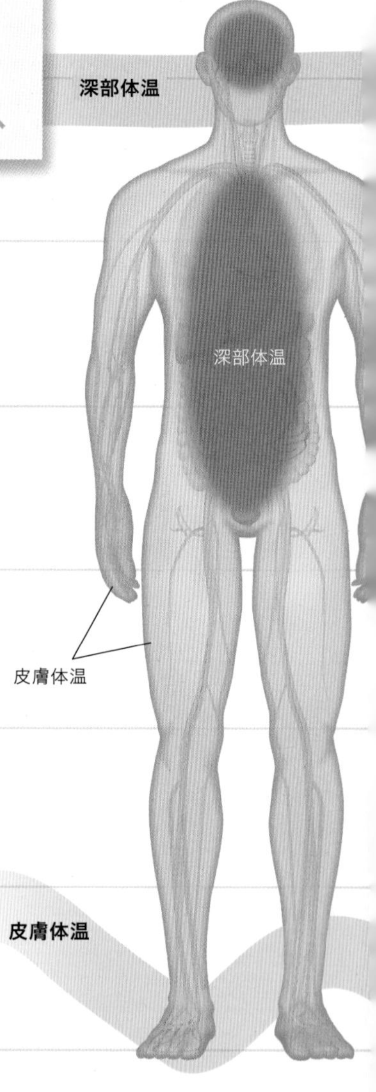

体温グラフの出典：
Frontiers in Bioscience 15, 604-625, January 1, 2010
"The interrelationship between sleep regulation and thermoregulation" Fig. 3

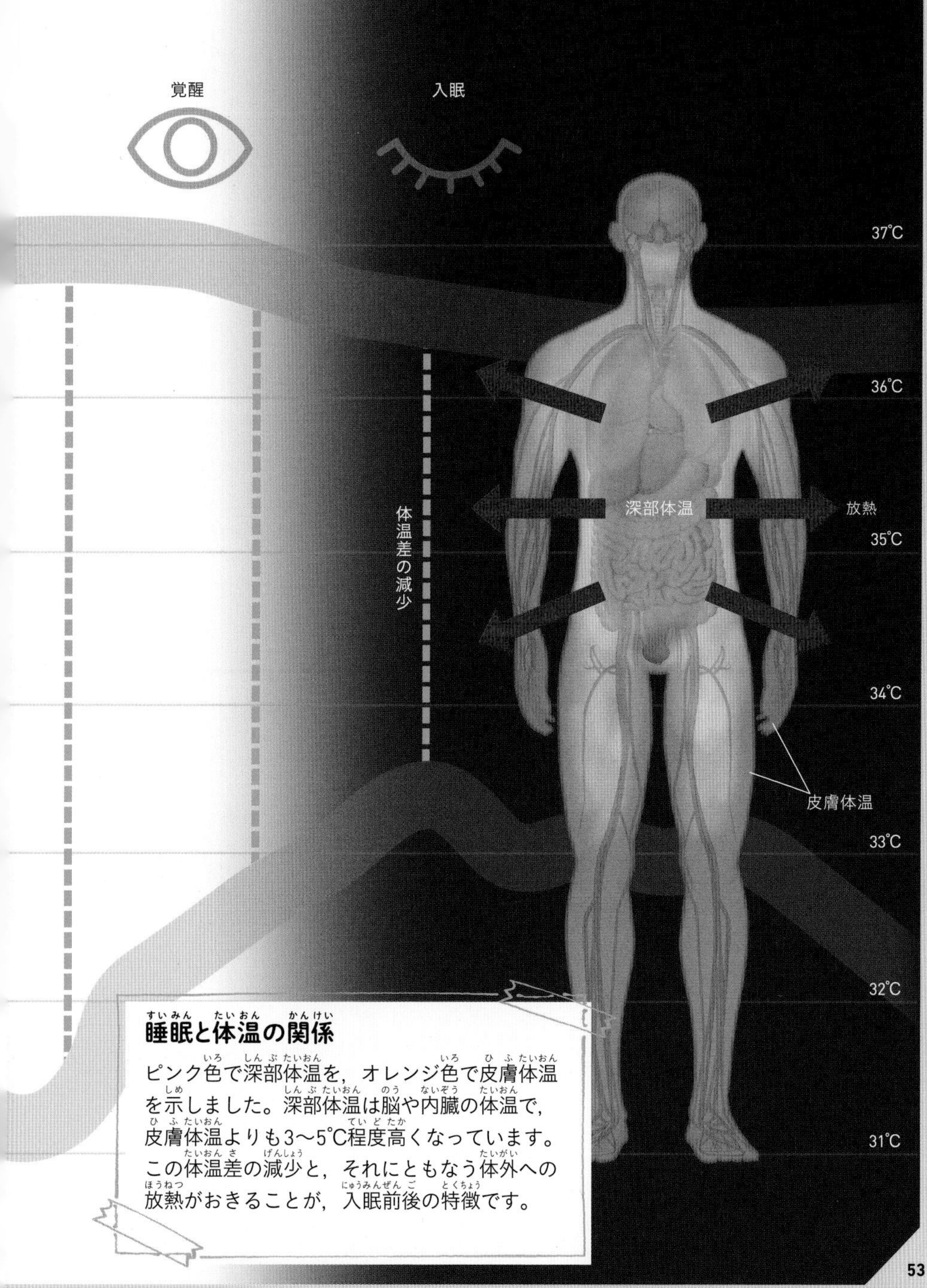

睡眠《すいみん》と体温《たいおん》の関係《かんけい》

ピンク色《いろ》で深部体温《しんぶたいおん》を，オレンジ色《いろ》で皮膚体温《ひふたいおん》を示《しめ》しました。深部体温《しんぶたいおん》は脳《のう》や内臓《ないぞう》の体温《たいおん》で，皮膚体温《ひふたいおん》よりも3～5°C程度《ていど》高《たか》くなっています。この体温差《たいおんさ》の減少《げんしょう》と，それにともなう体外《たいがい》への放熱《ほうねつ》がおきることが，入眠前後《にゅうみんぜんご》の特徴《とくちょう》です。

快眠を手に入れるポイント

夜《よる》に明《あか》るい光《ひかり》を浴《あ》びるのはNG

夜《よる》の明《あか》るい光《ひかり》が，眠《ねむ》りのリズムをくるわせる

夜《よる》に目《め》に入《はい》る明《あか》るい光《ひかり》は，体内時計《たいないどけい》をくるわせ，睡眠《すいみん》をさまたげてしまう可能性《かのうせい》があります。

体内時計《たいないどけい》は，全身《ぜんしん》のすべての細胞《さいぼう》にそなわっていますが，それらを制御《せいぎょ》するマスタークロックが脳《のう》の視交叉上核《しこうさじょうかく》とよばれる部位《ぶい》にあります。このマスタークロックの時計《とけい》の針《はり》は，朝早《あさはや》い時間《じかん》に強《つよ》い光《ひかり》を浴《あ》びることでリセットされます。しかし，夜遅《よるおそ》い時間《じかん》に浴《あ》びてしまうと，時計《とけい》の針《はり》が1～2時間《じかん》ほど巻《ま》きもどされてしまいます。

通常《つうじょう》，夜《よる》になると，体内時計《たいないどけい》のはたらきによって，「メラトニン」とよばれるホルモンが脳《のう》から全身《ぜんしん》へと放出《ほうしゅつ》されます。**このメラトニンがふえることが，睡眠《すいみん》に入《はい》ることを助《たす》けていると考《かんが》えられています。**しかし，体内時計《たいないどけい》の針《はり》が巻《まき》きもどされてしまうと，メラトニンが放出《ほうしゅつ》されるタイミングが遅《おく》れます。さらに，光《ひかり》そのものにもメラトニンの分泌《ぶんぴつ》をおさえるはたらきがあります。**これらの結果《けっか》，入眠《にゅうみん》しにくくなるのです。**

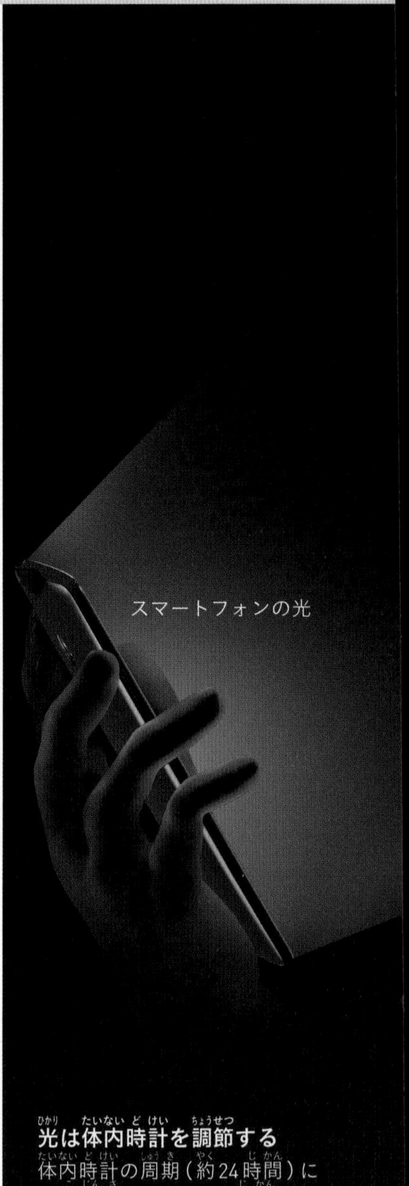

光《ひかり》は体内時計《たいないどけい》を調節《ちょうせつ》する
体内時計《たいないどけい》の周期《しゅうき》（約《やく》24時間《じかん》）には個人差《こじんさ》があり，24時間《じかん》より短《みじか》い人《ひと》もいれば24時間《じかん》より長《なが》い人《ひと》もいます。その時計《とけい》の針《はり》を，地球《ちきゅう》の自転周期《じてんしゅうき》がつくる朝《あさ》と夜《よる》のサイクルに同期《どうき》させるしくみが「光《ひかり》による体内時計《たいないどけい》のリセット」です。

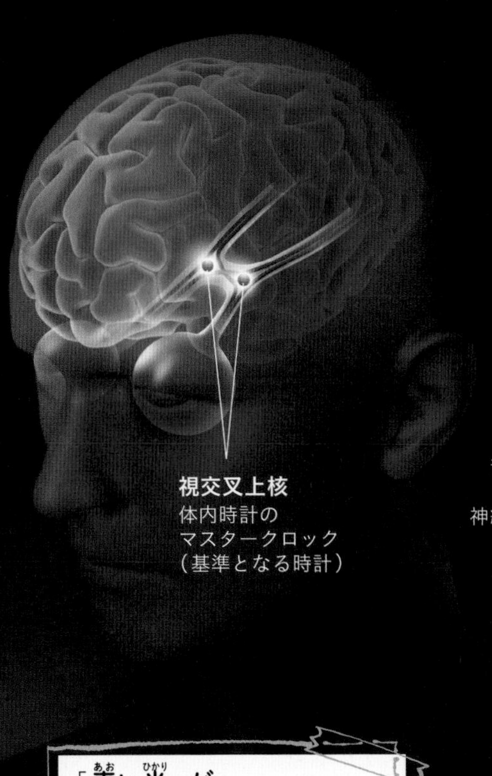

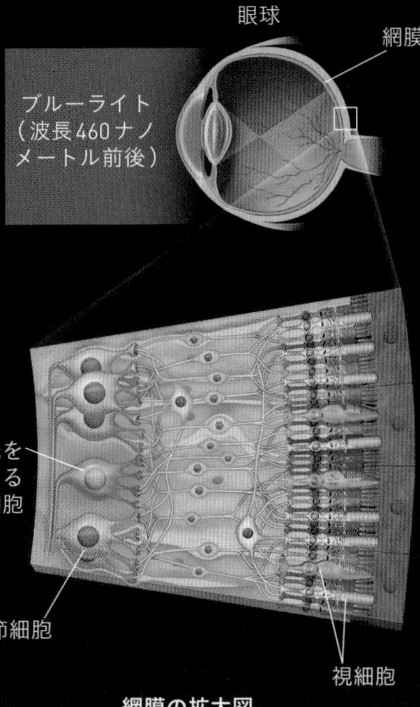

網膜の拡大図

「青《あお》い光《ひかり》」が体内時計《たいないどけい》を遅らせる

スマートフォンの光《ひかり》や部屋《へや》の照明《しょうめい》などに含《ふく》まれる青《あお》い光《ひかり》，いわゆるブルーライトを夜《よる》に受《う》けることで，体内時計《たいないどけい》の針《はり》が巻《ま》きもどされるしくみをえがきました。眼《め》の網膜《もうまく》にある神経節細胞《しんけいせつさいぼう》の一部《いちぶ》がブルーライトのセンサーとしてはたらき，その信号《しんごう》が視交叉上核《しこうさじょうかく》に伝《つた》えられる結果《けっか》，体内時計《たいないどけい》のマスタークロックの時計《とけい》の針《はり》が1〜2時間《じかん》ほど巻《ま》きもどされます。

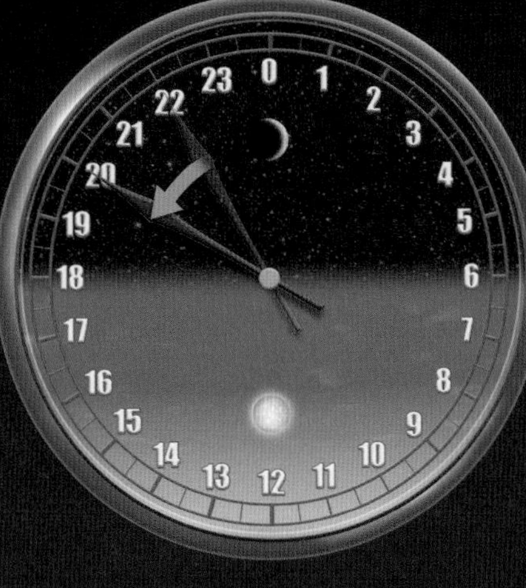

快眠を手に入れるポイント

寝室《しんしつ》の環境《かんきょう》を整《ととの》えることも快眠《かいみん》のコツの一《ひと》つ

光《ひかり》や音《おと》, 温度《おんど》と湿度《しつど》に注意《ちゅうい》し, 睡眠《すいみん》の質《しつ》を高《たか》める

入眠《にゅうみん》をさまたげず，**睡眠《すいみん》の質《しつ》を高《たか》める望《のぞ》ましい寝室《しんしつ》の環境《かんきょう》は，暗《くら》くして，静《しず》かにして，快適《かいてき》な温度《おんど》と湿度《しつど》を保《たも》つことがたいせつです。**

光《ひかり》は，入眠《にゅうみん》をさまたげ，睡眠途中《すいみんとちゅう》の覚醒《かくせい》をもたらす刺激《しげき》であり，睡眠《すいみん》に悪《あく》影響《えいきょう》をあたえます。ただし，真《ま》っ暗《くら》だと不安《ふあん》になって眠《ねむ》りにくくなることもあります。就寝時《しゅうしんじ》の照明《しょうめい》は最小限《さいしょうげん》の明《あか》るさにするのがよいでしょう。また，起《き》床前後《しょうぜんご》に朝《あさ》の光《ひかり》を浴《あ》びると，体内時計《たいないどけい》がリセットされ，正常《せいじょう》な睡眠《すいみん》リズムをつくるのに役立《やくだ》ちます。

音《おと》も同様《どうよう》に，睡眠《すいみん》をさまたげる刺激《しげき》となります。とくに，人《ひと》の話《はな》し声《ごえ》には大《おお》きな覚醒作用《かくせいさよう》があります。何《なに》か音楽《おんがく》や特定《とくてい》の音《おと》が聞《き》こえていたほうが眠《ねむ》りやすい場合《ばあい》は，オフタイマーを活用《かつよう》し，眠《ねむ》りに入《はい》ったあとは静《しず》かにするべきでしょう。

熱《あつ》すぎたり寒《さむ》すぎたり，湿度《しつど》が高《たか》すぎたりといった環境《かんきょう》も，睡眠《すいみん》の敵《てき》です。夜《よる》の間中《あいだじゅう》エアコンをつけて，快適《かいてき》な温《おん》度《ど》と湿度《しつど》を保《たも》つのがよいでしょう。

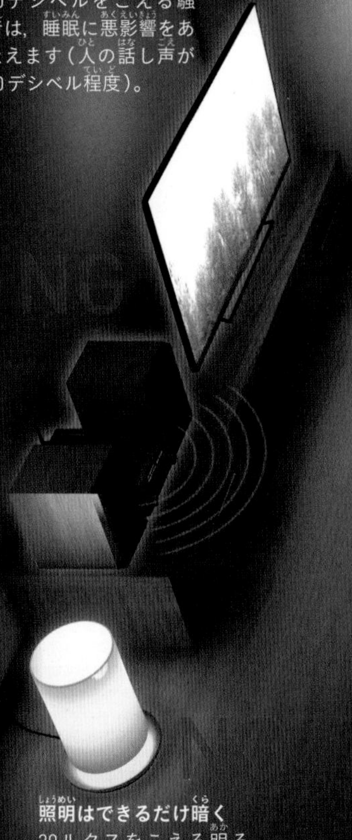

テレビや音楽《おんがく》は，消《け》すかオフタイマーを
40デシベルをこえる騒《そう》音《おん》は，睡眠《すいみん》に悪影響《あくえいきょう》をあたえます（人《ひと》の話《はな》し声《ごえ》が50デシベル程度《ていど》）。

照明《しょうめい》はできるだけ暗《くら》く
30ルクスをこえる明《あか》るい光《ひかり》は，睡眠《すいみん》を浅《あさ》くし，熟睡感《じゅくすいかん》をそこないます（リビングの明《あか》るさは通《つう》常《じょう》100ルクス以上《いじょう》）。

理想《りそう》の睡眠環境《すいみんかんきょう》は？

入眠《にゅうみん》しやすく，途中《とちゅう》で覚醒《かくせい》しにくくするための，寝室《しんしつ》の理想的《りそうてき》な環境《かんきょう》を示《しめ》しました。できるだけ暗《くら》く，静《しず》かにして，快適《かいてき》な温度《おんど》と湿度《しつど》を保《たも》つのがよいでしょう。朝《あさ》の光《ひかり》が入《はい》る環境《かんきょう》も望《のぞ》ましいといえます。

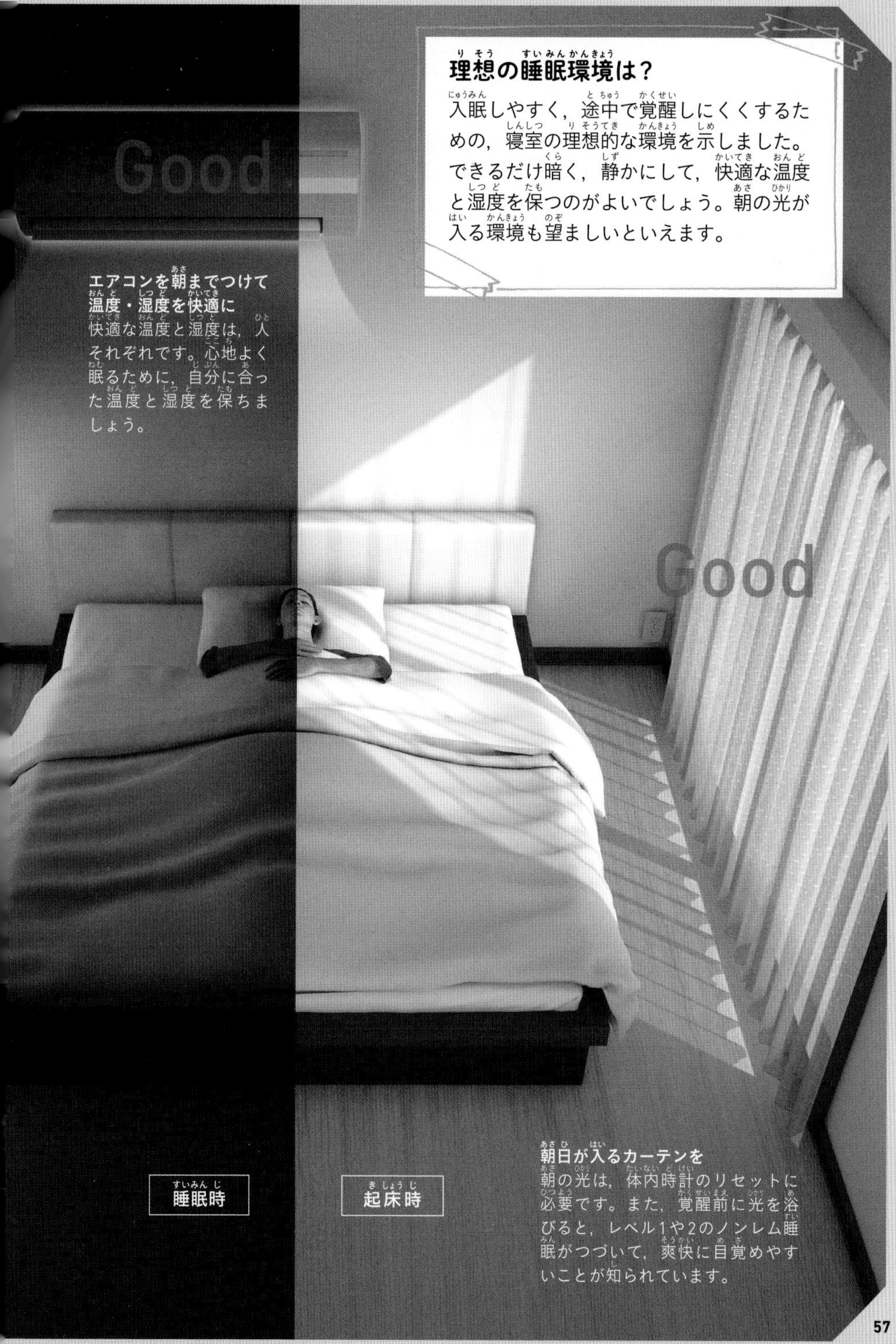

エアコンを朝《あさ》までつけて温度《おんど》・湿度《しつど》を快適《かいてき》に

快適《かいてき》な温度《おんど》と湿度《しつど》は，人《ひと》それぞれです。心地《ここち》よく眠《ねむ》るために，自分《じぶん》に合《あ》った温度《おんど》と湿度《しつど》を保《たも》ちましょう。

朝日《あさひ》が入《はい》るカーテンを

朝《あさ》の光《ひかり》は，体内《たいない》時計《どけい》のリセットに必要《ひつよう》です。また，覚醒前《かくせいまえ》に光《ひかり》を浴《あ》びると，レベル1や2のノンレム睡《すい》眠《みん》がつづいて，爽快《そうかい》に目覚《めざ》めやすいことが知《し》られています。

快眠を手に入れるポイント

眠《ねむ》りの質《しつ》をデータで測《はか》る スリープテック①

ベッド型《がた》── 眠《ねむ》りの状態《じょうたい》を感知《かんち》するベッド

2016年《ねん》，「睡眠不足《すいみんぶそく》による日本《にほん》の経済損失額《けいざいそんしつがく》は最大《さいだい》で15兆円《ちょうえん》」という調査結果《ちょうさけっか》が発表《はっぴょう》されました。確《たし》かに，睡眠不足《すいみんぶそく》だと，仕事《しごと》が思《おも》うように進《すす》まないだけでなく，重大《じゅうだい》な事故《じこ》をおこす可能性《かのうせい》も高《たか》まります。そこで近年《きんねん》，睡眠《すいみん》の量《りょう》や質《しつ》を測定《そくてい》して「見《み》える化《か》」し，よりよい睡眠《すいみん》を確保《かくほ》しようとする技術《ぎじゅつ》が注目《ちゅうもく》を浴《あ》びています。**このような技術《ぎじゅつ》やそれを用《もち》いた機器《きき》は「スリープテック」とよばれています。**

スリープテックは大《おお》きく3種類《しゅるい》に分《わ》けられます。**一《ひと》つ目《め》は，寝具《しんぐ》メーカーが開発《かいはつ》している「ベッド型《がた》」です。**具体的《ぐたいてき》にはベッドやベッドの上《うえ》に敷《し》くマットで，寝《ね》ている人《ひと》の体《からだ》の動《うご》きを感知《かんち》して眠《ねむ》っているかどうかを判断《はんだん》したり，眠《ねむ》りの質《しつ》を測定《そくてい》したりします。ベッド型《がた》の機器《きき》の精度《せいど》はさほど高《たか》くないのですが，取《と》れるデータをふやしたり，解析技術《かいせきぎじゅつ》を高《たか》めたりすることで精度《せいど》を上《あ》げようとしています。このタイプは個人使用《こじんしよう》に加《くわ》えて，高齢者施設《こうれいしゃしせつ》や病院《びょういん》でも使《つか》われています。

右《みぎ》ページの写真《しゃしん》は「Active Sleep《アクティブ スリープ》 BED《ベッド》(パラマウントベッド株式会社《かぶしきがいしゃ》)」といい，眠《ねむ》っている間《あいだ》に静《しず》かにベッドが動《うご》き，その人《ひと》にとって最《もっと》もよい姿勢《しせい》をつくってくれるベッドです。まず眠《ねむ》りに入《はい》るときには，5種類《しゅるい》の姿勢《しせい》からあらかじめ選《えら》んでおいた「入眠角度《にゅうみんかくど》」になります。ベッドにはセンサーが搭載《とうさい》されており，ベッドの上《うえ》にいる人《ひと》が眠《ねむ》ったことを感知《かんち》すると，寝返《ねがえ》りが打《う》ちやすいように平《たい》らになります。そして目覚《めざ》めの時間《じかん》が近《ちか》づくとベッドの背《せ》が自動的《じどうてき》に動《うご》いて上半身《じょうはんしん》をおこします。また，スマートフォンアプリと連動《れんどう》しており，起床《きしょう》の時間《じかん》などを設定《せってい》できます。アプリでは睡眠時間《すいみんじかん》や心拍数《しんぱくすう》，呼吸《こきゅう》，体《からだ》の動《うご》きなどから睡眠《すいみん》のスコアを算出《さんしゅつ》することもできます。

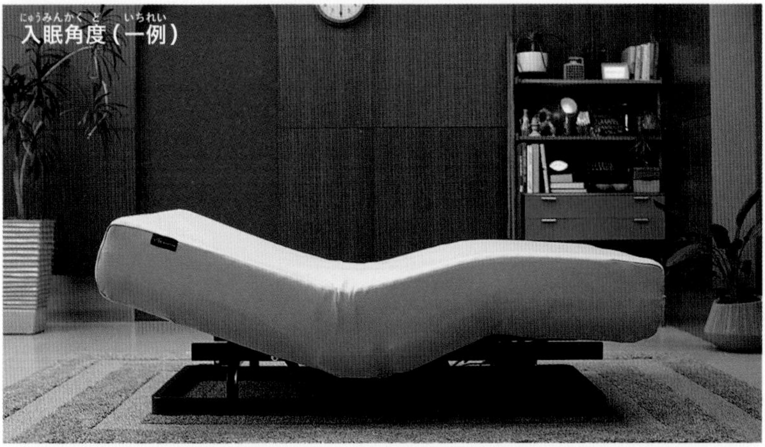

入眠角度《にゅうみんかくど》（一例《いちれい》）

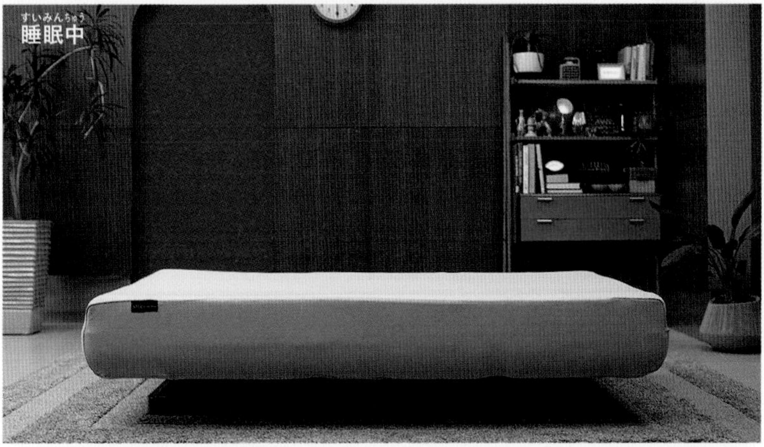

睡眠中《すいみんちゅう》

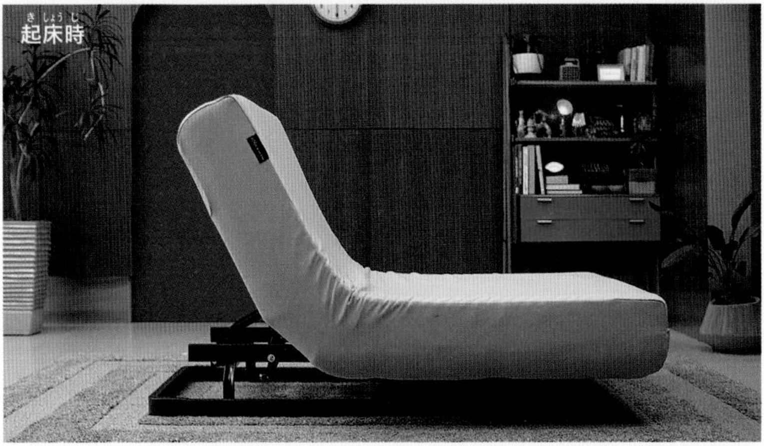

起床時《きしょうじ》

快眠を手に入れるポイント

眠《ねむ》りの質《しつ》をデータで測《はか》るスリープテック②

高度万歩計型《こうどまんぽけいがた》——手首《てくび》に装着《そうちゃく》して眠《ねむ》りの質《しつ》を測定《そくてい》

ベッドを利用《りよう》したものの次《つぎ》に紹介《しょうかい》するのは，スマートウォッチなどの「高度万歩計型《こうどまんぽけいがた》」を利用《りよう》したものです。**スマートウォッチを手首《てくび》に装着《そうちゃく》し，心拍数《しんぱくすう》などを測定《そくてい》したり，体《からだ》の動《うご》きから眠《ねむ》っているかどうかを判断《はんだん》したりします**。データがスマートフォンに送《そう》信《しん》され，アプリで測定結果《そくていけっか》を確認《かくにん》できるものも多《おお》くあります。体《からだ》に直接装着《ちょくせつそうちゃく》するため，ベッド型《がた》よりは精度《せいど》がよいのですが，脳波《のうは》を測《そく》定《てい》するわけではないので，眠《ねむ》りの深《ふか》さを正確《せいかく》に測定《そくてい》することはできません。

一部《いちぶ》の機器《きき》では心電図《しんでんず》をとったり，皮膚《ひふ》の温度《おんど》や電気抵抗《でんきていこう》などを測定《そくてい》したりして精度《せいど》を上《あ》げようとしているものもあります。

右上《みぎうえ》は，「Apple Watch《アップル ウォッチ》」とよばれる腕時計型計測器《うでどけいがたけいそくき》です。Apple《アップル》 Watch《ウォッチ》にはさまざまなセンサーが搭載《とうさい》されており，睡眠《すいみん》についてはiPhone《アイフォーン》と連動《れんどう》して，睡眠時間《すいみんじかん》，睡《すい》眠《みん》が中断《ちゅうだん》された回数《かいすう》，いびき，心《しん》拍数《ぱくすう》，呼吸《こきゅう》の乱《みだ》れなどを記録《きろく》してくれます。目標《もくひょう》となる就寝時間《しゅうしんじかん》と起床時間《きしょうじかん》を決《き》めて「睡眠《すいみん》スケジュール」を設定《せってい》することで，毎日《まいにち》の睡眠目標《すいみんもくひょう》が達成《たっせい》されているのかどうかもわかります。

右下《みぎした》は，腕輪型《うでわがた》の機器《きき》「Fitbit《フィットビット》トラッカー」です。これを装着《そうちゃく》して眠《ねむ》ると，睡眠《すいみん》のようすを自動的《じどうてき》に計測《けいそく》してくれます。Fitbit《フィットビット》トラッカーには心拍計《しんぱくすう》と高精度《こうせいど》モーションセンサーが搭載《とうさい》されており，入眠《にゅうみん》の時間《じかん》と目覚《めざ》めの時間《じかん》を計測《けいそく》します。睡眠中《すいみんちゅう》は途中《とちゅう》で覚醒《かくせい》したかどうかだけではなく，レム睡眠《すいみん》・浅《あさ》いノンレム睡眠《すいみん》・深《ふか》いノンレム睡《すい》眠《みん》の3段階《だんかい》の睡眠《すいみん》サイクルも記録《きろく》されます。これらの計測結果《けいそくけっか》はスマートフォンアプリから確認《かくにん》することができます。

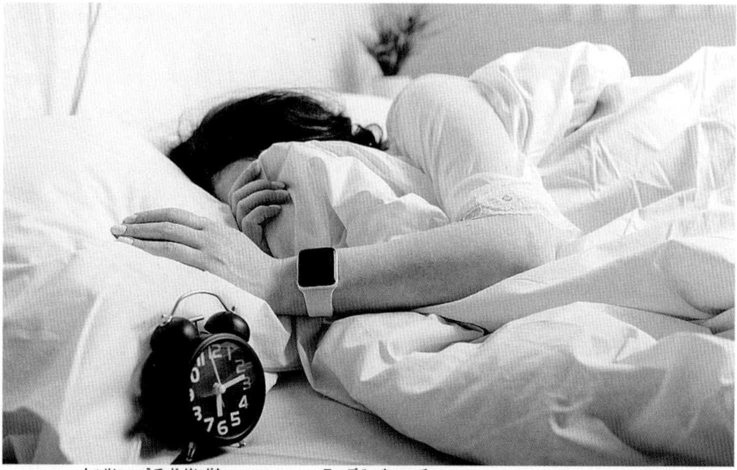

アップル社製《しゃせい》の腕時計型《うでどけいがた》デバイス「Apple Watch《アップル ウォッチ》」
iPhone《アイフォーン》と連動《れんどう》して，多方面《たほうめん》から睡眠《すいみん》をサポートすることができます。

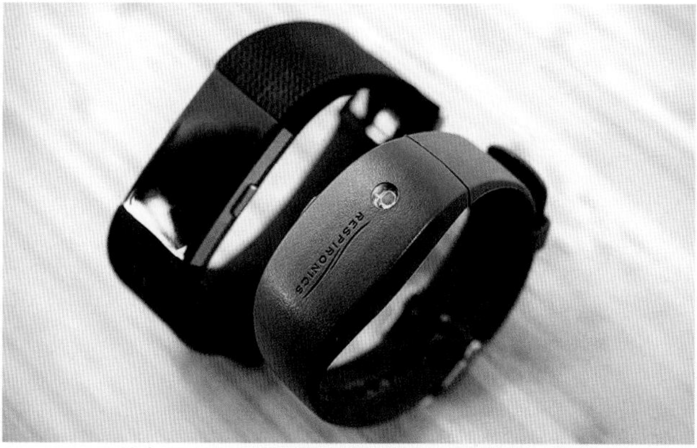

アメリカの電機《でんき》メーカーFitbit《フィットビット》社《しゃ》が開発《かいはつ》した腕輪型《うでわがた》の機器《きき》「Fitbit《フィットビット》トラッカー」
眠《ねむ》りの深《ふか》さまで大《おお》まかに測定《そくてい》することができます。

快眠を手に入れるポイント

眠《ねむ》りの質《しつ》をデータで測《はか》るスリープテック③

脳波型《のうはがた》——脳波測定《のうはそくてい》で取得《しゅとく》したデータを，AIで解析《かいせき》する

最後《さいご》に紹介《しょうかい》するのは「脳波型《のうはがた》」とよばれるもので，脳波《のうは》を測定《そくてい》して睡眠《すいみん》の深《ふか》さなどを解析《かいせき》します。**これは三《みっ》つのタイプのなかで最《もっと》も高《たか》い精度《せいど》を誇《ほこ》り，主《おも》にクリニックなどから貸与《たいよ》されて使《つか》います。**

臨床現場《りんしょうげんば》にある専門《せんもん》の測定機器《そくていきき》で脳波《のうは》を測定《そくてい》する場合《ばあい》には，患者《かんじゃ》は1～2泊入院《はくにゅういん》する必要《ひつよう》があります。専門《せんもん》の技師《ぎし》が患者《かんじゃ》の頭《あたま》に最低《さいてい》でも六《むっ》つの電極《でんきょく》を装着《そうちゃく》させ，体《からだ》の複数箇所《ふくすうかしょ》にもセンサーをつけて，脳《のう》のどこが活動《かつどう》しているのかに加《くわ》え，眼球《がんきゅう》の動《うご》き，呼吸《こきゅう》，心電図《しんでんず》などを測定《そくてい》するのです。

これに対《たい》し，脳波型《のうはがた》のスリープテックは，専門知識《せんもんちしき》のない人《ひと》でも簡単《かんたん》に，自宅《じたく》でも使《つか》うことができます。臨床現場《りんしょうげんば》の機器《きき》より少《すく》ない測定箇所《そくていかしょ》で睡眠《すいみん》の深《ふか》さなどを正確《せいかく》に判定《はんてい》するための開発《かいはつ》が進《すす》んでいますし，AIを用《もち》いたデータ解析《かいせき》などにより，精度《せいど》を上《あ》げている場合《ばあい》もあります。

右《みぎ》の写真《しゃしん》は「InSomnograf《インソムノグラフ》」とよばれるもので，筑波大学《つくばだいがく》などいくつかの研究機構《けんきゅうきこう》が連携《れんけい》して，開発《かいはつ》・提供《ていきょう》している睡眠脳波計測《すいみんのうはけいそく》サービスです。

これは，睡眠中《すいみんちゅう》の脳波《のうは》を測定《そくてい》して，睡眠《すいみん》の質《しつ》などを判定《はんてい》するものです。額《ひたい》と両耳《りょうみみ》の後《うし》ろに装着《そうちゃく》した電極《でんきょく》で脳波《のうは》データを取得《しゅとく》し，膨大《ぼうだい》なデータをAIが解析《かいせき》し，睡眠深度《すいみんしんど》や睡眠《すいみん》の経過《けいか》，「睡眠効率《すいみんこうりつ》」など20種類以上《しゅるいいじょう》の睡眠指標《すいみんしひょう》を算出《さんしゅつ》します。当日《とうじつ》の睡眠《すいみん》を分析《ぶんせき》した「速報値《そくほうち》」は，おきてすぐ手元《てもと》のスマートフォンで確認《かくにん》でき，複数晩《ふくすうばん》の計測後《けいそくご》により正確《せいかく》で総合的《そうごうてき》な判定《はんてい》を行《おこな》います。現在《げんざい》，睡眠障害《すいみんしょうがい》の改善《かいぜん》のためにクリニック等《とう》から貸与《たいよ》されて家庭《かてい》で使《つか》われたり，スリープテックを開発《かいはつ》している企業《きぎょう》の商品評価《しょうひんひょうか》に使《つか》われたりしています。

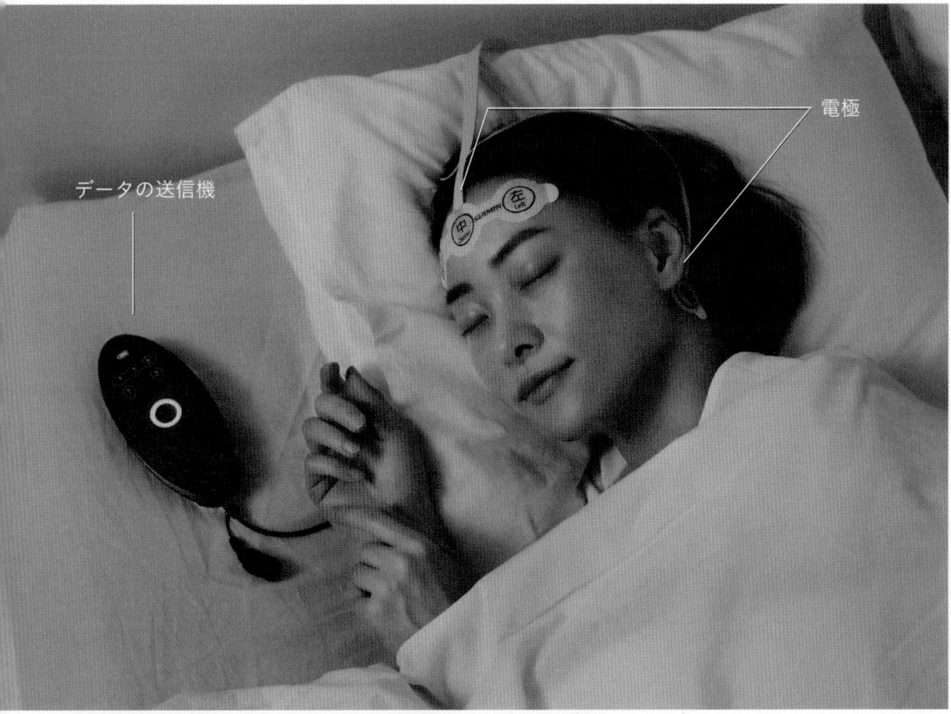

脳波測定《のうはそくてい》で取得《しゅとく》したデータを，AIで解析《かいせき》する「InSomnograf《インソムノグラフ》」
睡眠中《すいみんちゅう》の脳波《のうは》を測定《そくてい》して，睡眠《すいみん》の質《しつ》などを判定《はんてい》するものです。

快眠を手に入れるポイント

仮眠《かみん》のとり方《かた》にも理想《りそう》がある

適切《てきせつ》な長《なが》さの仮眠《かみん》で眠気《ねむけ》すっきり

いつでもすぐに眠《ねむ》れるは睡眠負債《すいみんふさい》のサイン

寝《ね》ようとしてから入眠《にゅうみん》に至《いた》るまでの時間《じかん》は，必要《ひつよう》な睡眠時間《すいみんじかん》がとれている人《ひと》の場合《ばあい》は15分程度《ふんていど》といわれています。仮眠《かみん》や昼寝《ひるね》の際《さい》，寝《ね》ようとしてから8分以内《ふんいない》に眠《ねむ》りに落《お》ちてしまうようなら，それは睡眠負債《すいみんふさい》のサインです。「いつでもすぐに眠《ねむ》れる」というのは，自慢《じまん》にならないのです。

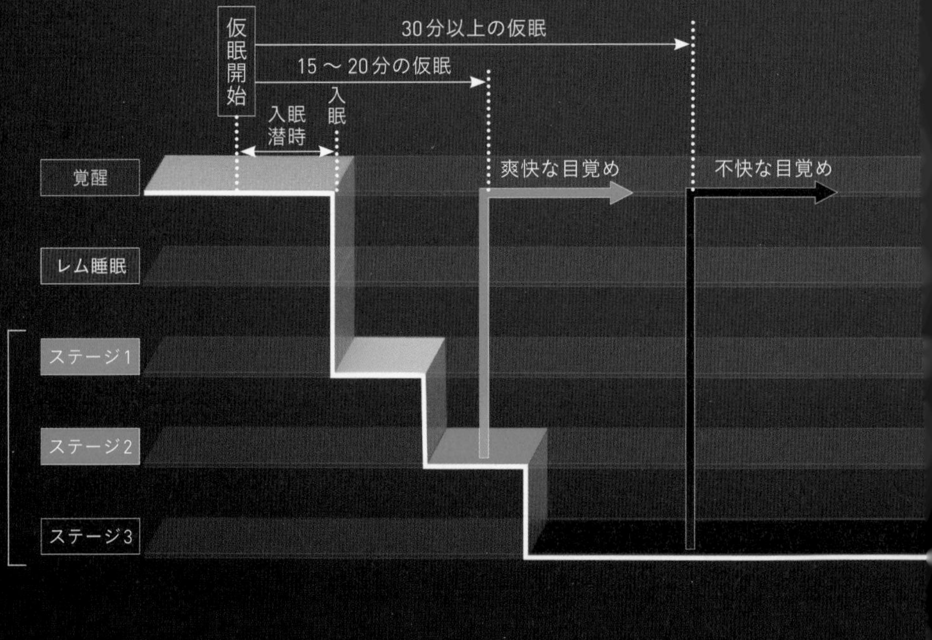

仮《か》眠《みん》は大切《たいせつ》です。ほんの15分程《ふんてい》度《ど》の仮眠《かみん》で頭《あたま》がすっきりした経験《けいけん》がある人《ひと》も多《おお》いでしょう。**しかし，なぜ仮眠《かみん》で眠気《ねむけ》が解消《かいしょう》されるのでしょうか。**

入眠《にゅうみん》するとまずノンレム睡眠《すいみん》のステージ1がはじまり，それにつづいてステージ2に入ります（20～21ページ）。このステージ2で眠気《ねむけ》の解消《かいしょう》がある程度《ていど》進《すす》むことが，重要《じゅうよう》なポイントです。

ステージ2に入《はい》ると姿勢《しせい》を保《たも》つ筋肉《きんにく》がゆるむため，仮眠《かみん》をとるときは，できれば横《よこ》になり，机《つくえ》で突《つ》っ伏《ぶ》して寝《ね》る場合《ばあい》は枕《まくら》を使《つか》うなどして首《くび》をしっかり支《ささ》えましょう。

仮眠《かみん》をとる時間《じかん》は，15分《ふん》から20分程度《ぶんていど》がよいとされています。このくらいの仮眠《かみん》であれば，ステージ2の状態《じょうたい》で目《め》が覚《さ》めることになるため，すっきりと目覚《めざ》めることができます。それ以上眠《いじょうねむ》って，深《ふか》い眠《ねむ》りであるステージ3に入ってしまうと，不快《ふかい》な状態《じょうたい》で目覚《めざ》めたり，もっと長《なが》く眠《ねむ》りたくなったりして，疲労感《ひろうかん》が増《ま》してしまうことがあるのです。

企業《きぎょう》によっては15分《ふん》から20分程度《ぶんていど》の仮眠《かみん》や昼寝《ひるね》「パワーナップ」（ナップは昼寝《ひるね》を意味《いみ》する英語《えいご》）を，従業員《じゅうぎょういん》に推奨《すいしょう》するところもあります。ただし，仮眠《かみん》を必要《ひつよう》とすること自体《じたい》が，睡眠負債《すいみんふさい》をかかえている結果《けっか》であることが少《すく》なくありません。

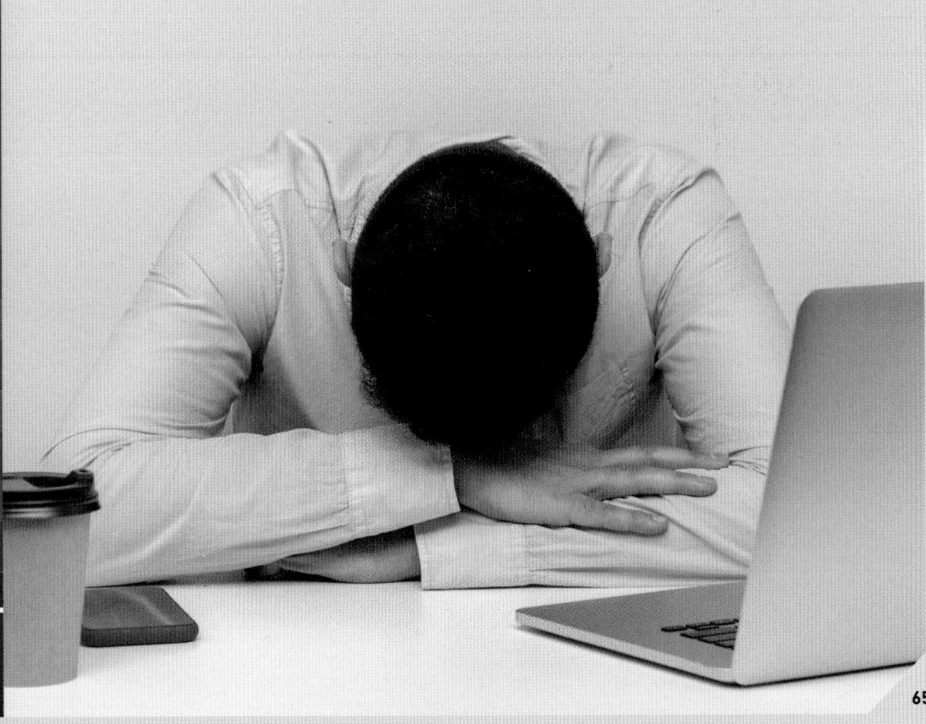

軽《かる》い運動《うんどう》を習慣化《しゅうかんか》して入眠《にゅうみん》をスムーズに

適度《てきど》な運動《うんどう》が健康《けんこう》と質《しつ》のよい睡眠《すいみん》をもたらす

運動《うんどう》には脳機能《のうきのう》を活性化《かっせいか》させるはたらきもあり，精神《せいしん》によい効果《こうか》をもたらすことがわかっています。**もちろん，運動《うんどう》は心《こころ》の健康《けんこう》や睡眠《すいみん》の改善《かいぜん》のためだけでなく，健康維持《けんこういじ》のためにも重要《じゅうよう》です。**

厚生労働省《こうせいろうどうしょう》の調査《ちょうさ》によると，2007年《ねん》の1年間《ねんかん》にがんや糖尿病《とうにょうびょう》など感染症以外《かんせんしょういがい》の原因《げんいん》で死亡《しぼう》した日本人《にほんじん》のうち，運動不足《うんどうぶそく》がその根本原因《こんぽんげんいん》になったと推定《すいてい》される人《ひと》の数《かず》は5万人以上《まんにんいじょう》だといいます。運動不足《うんどうぶそく》との関連《かんれん》が指摘《してき》される高血圧《こうけつあつ》，高血糖《こうけっとう》，悪玉《あくだま》コレステロール（LDLコレステロール）高値《こうち》，過体重《かたいじゅう》・肥満《ひまん》による死亡《しぼう》も多《おお》くなっています。

日頃《ひごろ》から運動《うんどう》する習慣《しゅうかん》がある人《ひと》は，普段運動《ふだんうんどう》しない人《ひと》にくらべて不眠《ふみん》になる人《ひと》の割合《わりあい》が少《すく》ないという研究結果《けんきゅうけっか》も報告《ほうこく》されているようです。習慣的《しゅうかんてき》に運動《うんどう》をすることで，寝《ね》つきがよく，深《ふか》い睡眠《すいみん》が得《え》られるようです。ウォーキングや軽《かる》いジョギングなど適度《てきど》な有酸素運動《ゆうさんそうんどう》を取《と》り入《い》れることで，深部体温《しんぶたいおん》を高《たか》め，スムーズに入眠《にゅうみん》へとつなげることができます。

1日《にち》あたりの歩数《ほすう》や早歩《はやあ》きの時間《じかん》と健康《けんこう》への影響《えいきょう》

歩数（歩）	早歩きの時間（分）	予防効果が期待できる病気等
2000	0	寝たきり
4000	5	うつ病
5000	7.5	要支援・要介護，認知症，心疾患，脳卒中
7000	15	がん，動脈硬化，骨粗しょう症
7500	17.5	高血圧，糖尿病，脂質異常症
10000	30	メタボリックシンドローム
12000	40	肥満

上の表にしめしたのは，群馬県中之条町の65歳以上の住民5000人を対象に，日常の身体活動と病気予防の関係について調査するため2000年より継続的に行われている通称「中之条研究」の結果です。

寝《ね》る前《まえ》のはげしい運動《うんどう》はNG

適度《てきど》な運動《うんどう》はさまざまな病気《びょうき》のリスクを下《さ》げるだけでなく，快眠《かいみん》を手《て》に入《い》れることにもつながります。不眠《ふみん》に悩《なや》んでいるという人《ひと》は，寝《ね》る時間《じかん》にあわせて，軽《かる》い有酸素《ゆうさんそ》運動《うんどう》を取《と》り入《い》れるとよいでしょう。ただし，睡眠直前《すいみんちょくぜん》に運動《うんどう》をおこなうと，寝《ね》つきにくくなる場合《ばあい》があるので注意《ちゅうい》が必要《ひつよう》です。

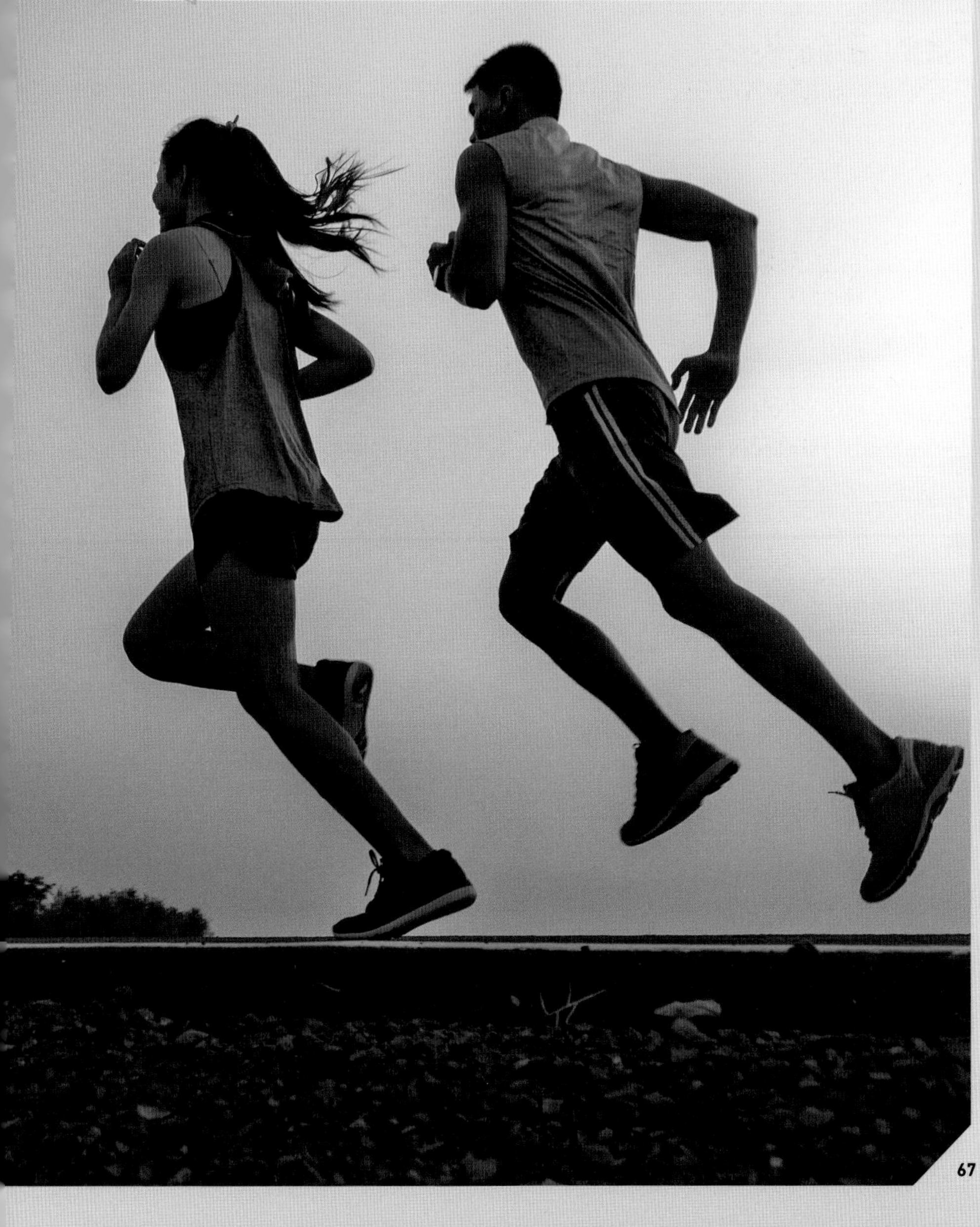

快眠を手に入れるポイント

『マインドフルネス』は睡眠《すいみん》にも効果《こうか》あり？

脳《のう》をリセットして負《ふ》の思考《しこう》を断《た》ち切《き》る

ヨガや瞑想《めいそう》，禅《ぜん》などから宗教的《しゅうきょうてき》な要《よう》素《そ》を排除《はいじょ》した取《と》り組《く》みが，ストレスを低減《ていげん》する手法《しゅほう》として注目《ちゅうもく》されています。**呼吸《こきゅう》や筋肉《きんにく》の動《うご》き，その瞬間《しゅんかん》に体験《たいけん》していることに集中《しゅうちゅう》する「マインドフルネス」です。**

マインドフルネスは，うつ病《びょう》や不安障《ふあんしょう》害《がい》の治療法《ちりょうほう》としてはもちろん，ストレスを軽減《けいげん》する手法《しゅほう》としても，世界的《せかいてき》に研究《けんきゅう》が進《すす》められています。また，マインドフルネスによる不眠《ふみん》の改善《かいぜん》など，睡眠《すいみん》へのよい影響《えいきょう》も期待《きたい》されており，研究《けんきゅう》されています。

ストレスを感《かん》じる思考《しこう》をくりかえすことを「反芻思考《はんすうしこう》」といいます。反芻思考《はんすうしこう》がおきやすい人《ひと》は，うつ病《びょう》のリスクが高《たか》いといわれます。反芻思考《はんすうしこう》がおきているときには，脳内《のうない》で「デフォルト・モード・ネットワーク」とよばれる脳活動《のうかつどう》が活性《かっせい》化《か》していると考《かんが》えられています。それは，無意識《むいしき》に生《しょう》じている，脳《のう》の特定《とくてい》の部位《ぶい》にある神経細胞《しんけいさいぼう》を中心《ちゅうしん》とした脳活動《のうかつどう》です（右《みぎ》のイラスト）。**反芻思考《はんすうしこう》を止《と》める方法《ほうほう》として，マインドフルネスは非常《ひじょう》に効果《こうか》的《てき》だと考《かんが》えられています。**

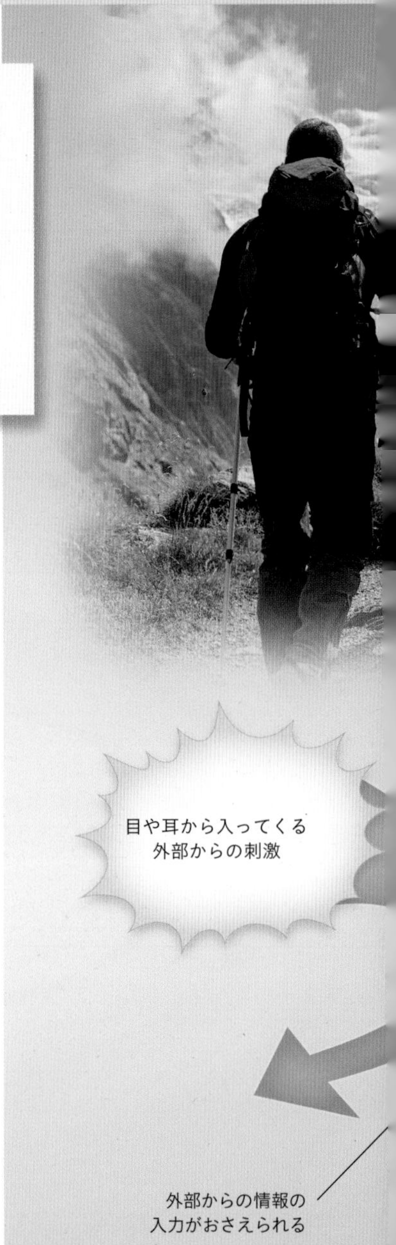

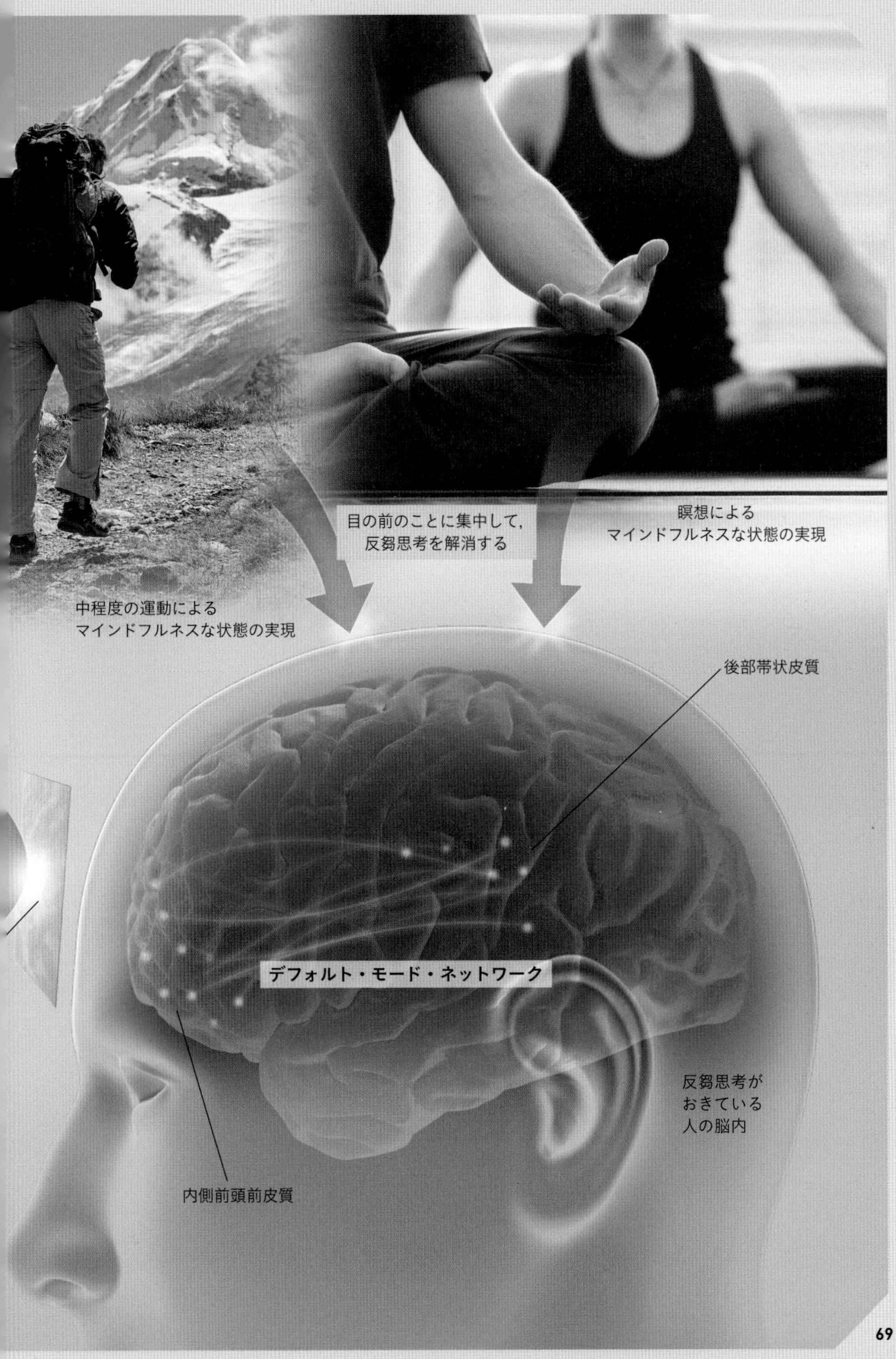
目の前のことに集中して,
反芻思考を解消する
瞑想による
マインドフルネスな状態の実現
中程度の運動による
マインドフルネスな状態の実現
後部帯状皮質
デフォルト・モード・ネットワーク
反芻思考が
おきている
人の脳内
内側前頭前皮質

快眠を手に入れるポイント

徹夜《てつや》や夜勤《やきん》は眠《ねむ》りのリズムをくるわす

1回《かい》の徹夜《てつや》が長期的《ちょうきてき》な睡眠負債《すいみんふさい》をまねくきっかけにもなりうる

夜勤《やきん》などは病気《びょうき》のリスクも高《たか》める

夜勤《やきん》などについては，生活習慣病《せいかつしゅうかんびょう》の発症《はっしょう》リスクとの関連《かんれん》が指《し》摘《てき》されています。とくに，長年《ながねん》にわたって夜勤《やきん》をくりかえしている人《ひと》では，乳《にゅう》がんや前立腺《ぜんりつせん》がんなどの発症《はっしょう》リスクが高《たか》くなることが，近年《きんねん》の複数《ふくすう》の研究《けんきゅう》で明《あき》らかになっています。

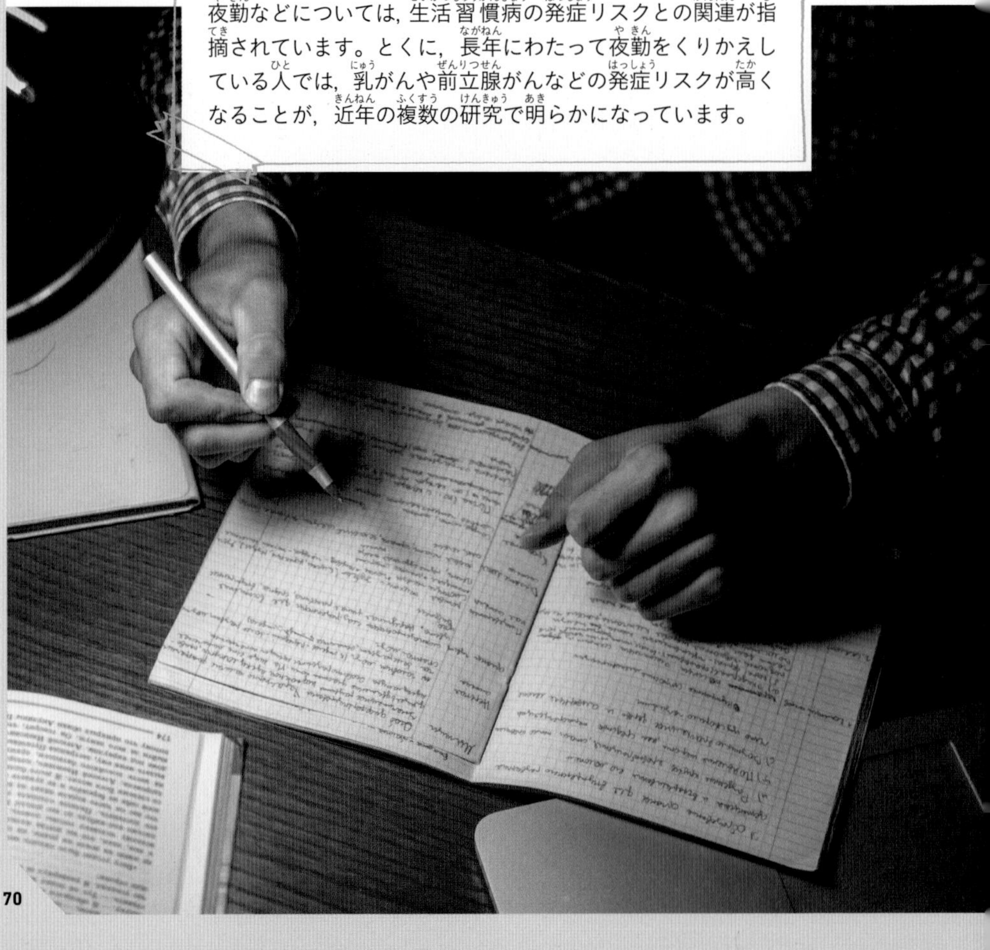

徹夜《てつや》をすると，脳《のう》のパフォーマンスがいちじるしくそこなわれます。**さまざまな実験《じっけん》から，睡眠《すいみん》時《じ》間《かん》をけずるほど，そのけずった時《じ》間《かん》に比例《ひれい》してミスが増加《ぞうか》し，判断力《はんだんりょく》がそこなわれることが示《しめ》されています。**徹夜明《てつやあ》けの脳《のう》の機能《きのう》は，酒酔《さけよ》いと同《おな》じ程度《ていど》まで低下《ていか》していることを示《しめ》す報告《ほうこく》もあります。試験前《しけんまえ》のいわゆる“一夜漬《いちやず》け”も，睡眠《すいみん》による記憶《きおく》の整理《せいり》・定着《ていちゃく》が行《おこな》われないため，学《がく》習《しゅう》の効率《こうりつ》は悪《わる》いといえます。

徹夜《てつや》をしている間《あいだ》，眠気《ねむけ》は解消《かいしょう》されることなく，どんどん蓄積《ちくせき》されていきます。しかし，体内時計《たいないどけい》がきざむ覚醒《かくせい》シグナルの波《なみ》は，睡眠《すいみん》の有無《うむ》に関係《かんけい》なく増減《ぞうげん》します。したがって，一睡《いっすい》もしていなくても，朝《あさ》になると体内時計《たいないどけい》のはたらきで覚醒《かくせい》シグナルが強《つよ》まり，妙《みょう》に目《め》がさえてくることがあります。

しかし，蓄積《ちくせき》した眠気《ねむけ》はあくまでも眠《ねむ》ることでしか解消《かいしょう》されません。**1回《かい》の徹夜《てつや》が，翌日以降《よくじついこう》の睡眠習慣《すいみんしゅうかん》を大《おお》きく乱《みだ》し，長期的《ちょうきてき》な睡眠負債《すいみんふさい》をまねくきっかけにもなりえます。**

徹夜明《てつやあ》けに頭《あたま》がさえる「徹夜明《てつやあ》けの覚醒《かくせい》」のしくみ

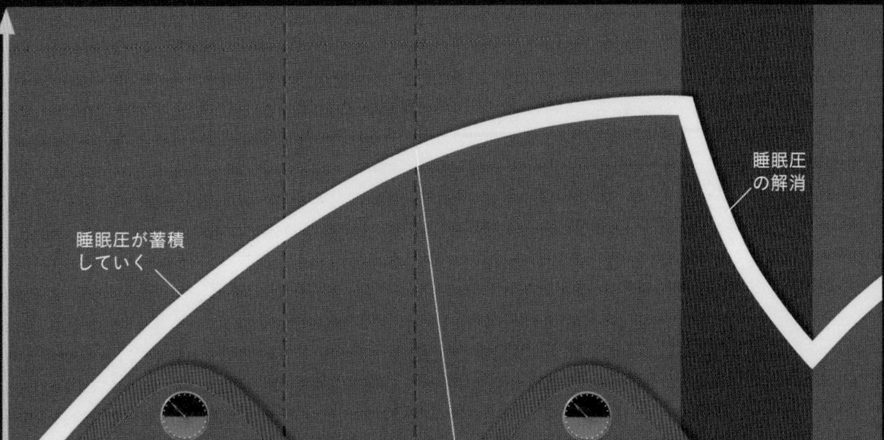

Column

コーヒーブレーク

眠《ねむ》りはアスリートのパフォーマンスにも影響《えいきょう》する

睡眠《すいみん》は運動能力《うんどうのうりょく》を高《たか》める

十分《じゅうぶん》な睡眠《すいみん》がアスリートにもたらすプラスの効果《こうか》は，どのようなスポーツでも同様《どうよう》だと思《おも》われます。自分《じぶん》に必要《ひつよう》な睡眠時間《すいみんじかん》を知《し》り，きちんと眠《ねむ》ること。それだけでパフォーマンスは上《あ》がるのです！

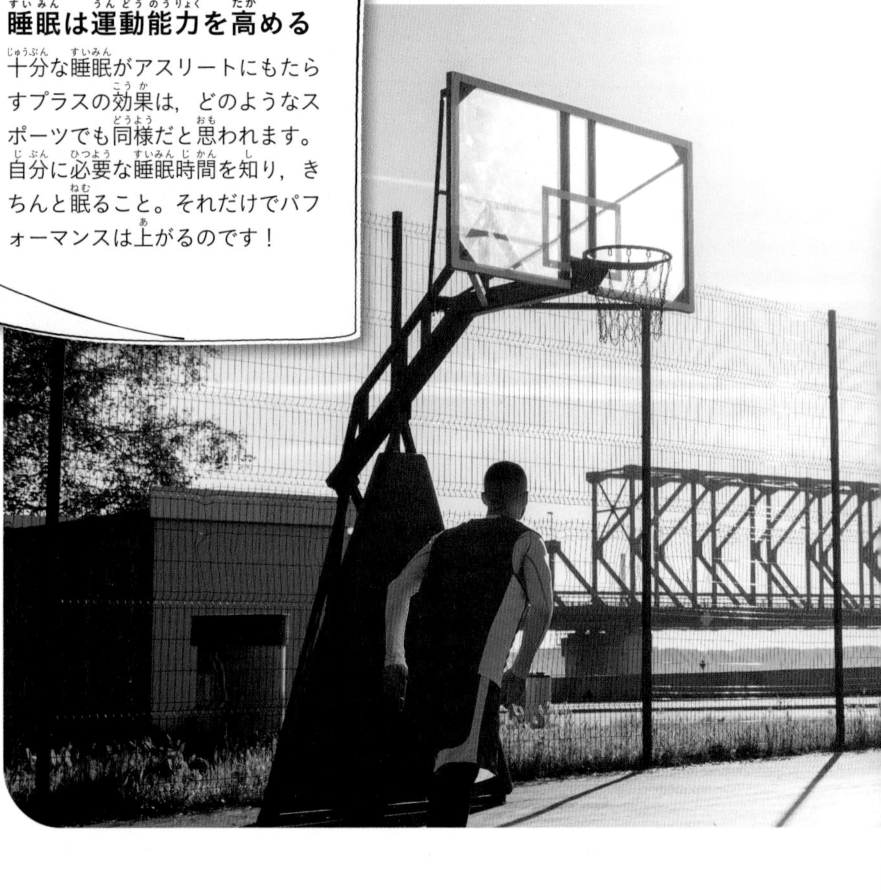

アメリカで，バスケットボール選手《せんしゅ》である11名《めい》の大学《だいがく》生《せい》を対象《たいしょう》に睡眠時間《すいみんじかん》をたっぷりとってもらう実験《じっけん》が行《おこな》われました。まず最初《さいしょ》に2〜4週間《しゅうかん》はふだんどおりの生活《せいかつ》をしてもらい，その後《ご》，5〜7週間《しゅうかん》はできるだけ長《なが》く寝《ね》てもらうようにしました。その結果《けっか》，睡眠時間《すいみんじかん》は，平均《へいきん》で110分《ぶん》ほど長《なが》くなりました。

その結果《けっか》，85メートル走《そう》の平均《へいきん》タイムはおよそ0.7秒速《びょうはや》くなり，シュート（フリースロー）が決《き》まる確率《かくりつ》は10回中《かいちゅう》7.9回《かい》だったのが8.8回《かい》にふえました。

アンケートによれば，やる気《き》が上《あ》がる一方《いっぽう》で，疲労感《ひろうかん》や落《お》ちこみ，怒《いか》りの感情《かんじょう》などが減《へ》っていました。また，全般的《ぜんぱんてき》に達成感《たっせいかん》が上《あ》がったとの回答《かいとう》が多《おお》くありました。

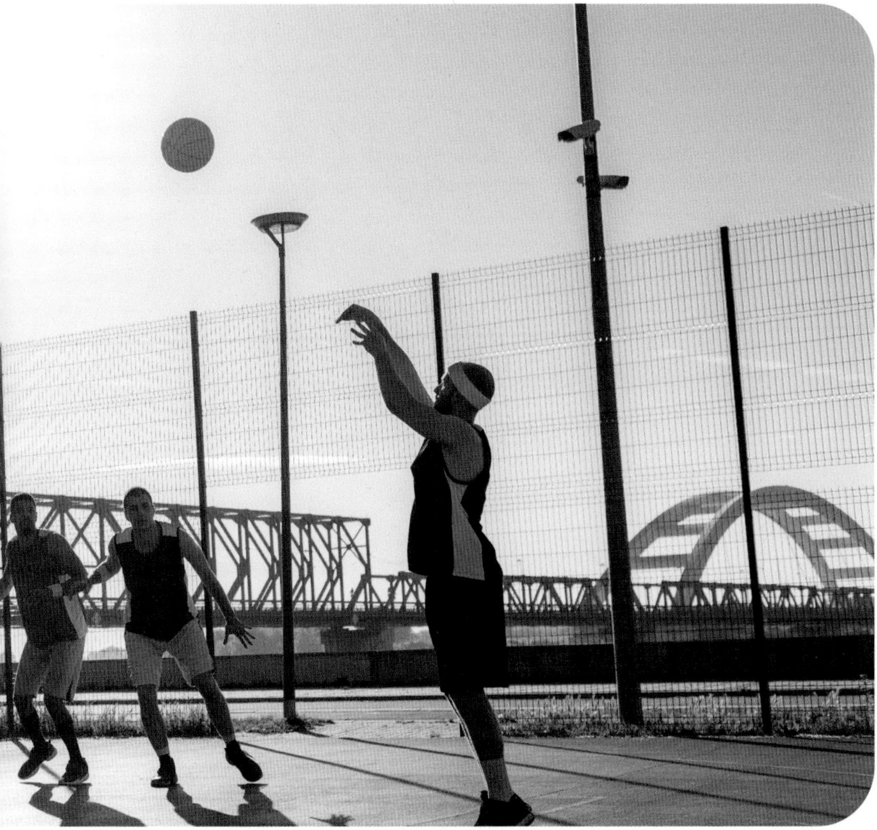

3

睡眠負債《すいみんふさい》は病気《びょうき》のリスクを上《あ》げる

睡眠時間《すいみんじかん》が短《みじか》い人《ひと》は，肥満《ひまん》やがん，認知症《にんちしょう》などのリスクも高《たか》くなります。運転中《うんてんちゅう》に眠《ねむ》気《け》におそわれれば，交通事故《こうつうじこ》の加害者《かがいしゃ》になってしまう危険《きけん》もあります。3章《しょう》では，睡眠《すいみん》不足《ぶそく》が引《ひ》きおこす健康《けんこう》リスクや，多《おお》くの人《ひと》が悩《なや》まされている睡眠障害《すいみんしょうがい》を解説《かいせつ》します。

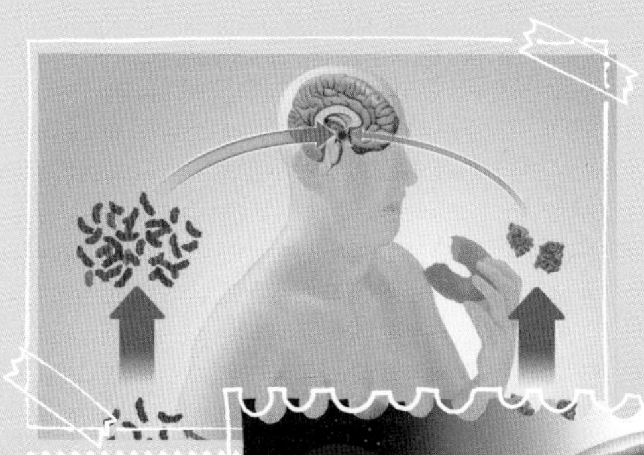

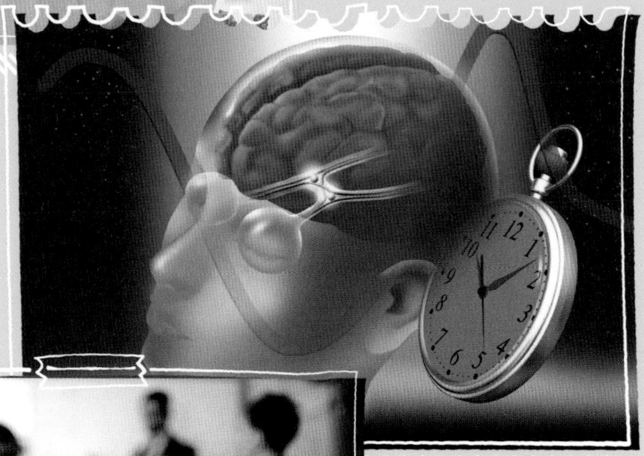

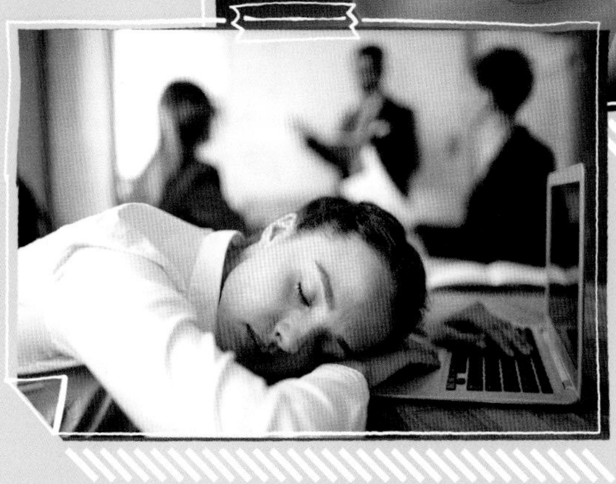

睡眠負債は病気のリスクを上げる

睡眠時間《すいみんじかん》と死亡率《しぼうりつ》には相関《そうかん》がある

寝不足《ねぶそく》の人《ひと》だけでなく，長《なが》く寝《ね》る人《ひと》も死亡率《しぼうりつ》が高《たか》い

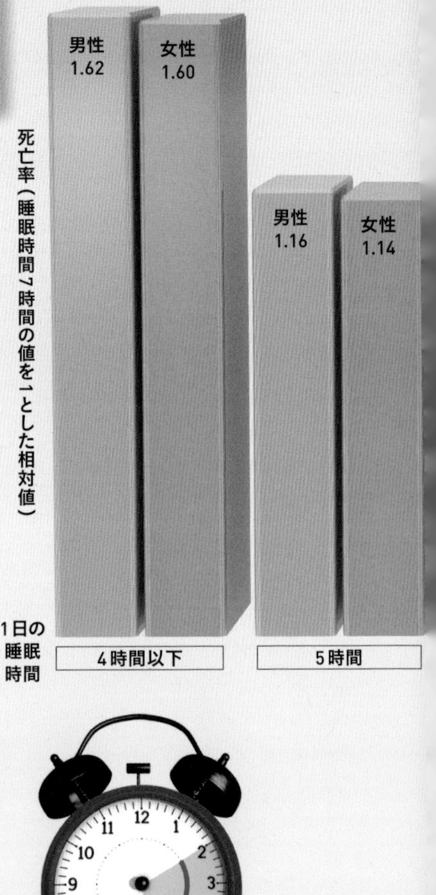

生活《せいかつ》や健康《けんこう》についての研究《けんきゅう》によると，意外《いがい》なことに，寝不足《ねぶそく》の人《ひと》だけでなく，長《なが》く寝《ね》る人《ひと》も死亡率《しぼうりつ》が高《たか》いという結果《けっか》が得《え》られています。たとえば，日本《にっぽん》で1988～1999年《ねん》に行《おこな》われた調査《ちょうさ》では，平日《へいじつ》の夜《よる》の睡眠時間《すいみんじかん》が7時間《じかん》ほどの人《ひと》の死亡率《しぼうりつ》が最《もっと》も低《ひく》く，それより睡眠時間《すいみんじかん》が短《みじか》くても長《なが》くても，死亡率《しぼうりつ》は増加《ぞうか》していました（イラスト）。

睡眠負債《すいみんふさい》がたまっている状態《じょうたい》を医学《いがく》の言葉《ことば》では「行動誘発性睡眠不足《こうどうゆうはつせいすいみんぶそく》症候群《しょうこうぐん》」といいます。ただの寝不足《ねぶそく》ではなく，睡眠障害《すいみんしょうがい》の一種《いっしゅ》とみなされているのです。**さらに，睡眠負債《すいみんふさい》を抱《かか》えている人《ひと》の心身《しんしん》には，肥満《ひまん》や高血圧《こうけつあつ》，糖尿病《とうにょうびょう》などさまざまな悪影響《あくえいきょう》がおよんでいる可能性《かのうせい》があります。**

一方《いっぽう》，睡眠時間《すいみんじかん》の長《なが》い人《ひと》の死亡率《しぼうりつ》が高《たか》いのは，長《なが》く眠《ねむ》ることそのものが悪影響《あくえいきょう》をもたらしているというよりは，**何《なん》らかの病気《びょうき》を抱《かか》えているために長《なが》く眠《ねむ》らざるを得《え》なくなっている可能性《かのうせい》が考《かんが》えられます。**

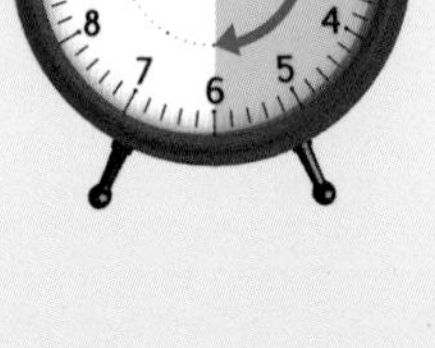

睡眠時間《すいみんじかん》と死亡率《しぼうりつ》の関係《かんけい》

平均的《へいきんてき》な睡眠時間《すいみんじかん》（30分未満《ぶんみまん》は切《き》り捨《す》て，30分以上《ぶんいじょう》はくり上《あ》げ）と死亡《しぼう》率《りつ》の関係《かんけい》を示《しめ》したグラフです。7時《じ》間眠《かんねむ》っている人《ひと》にくらべて，睡眠時《すいみんじ》間《かん》が短《みじか》い人《ひと》ほど，また逆《ぎゃく》に長《なが》い人《ひと》ほど，死亡率《しぼうりつ》が高《たか》くなっています。このような調査《ちょうさ》は世界中《せかいじゅう》で長年行《ながねんおこな》われていますが，いずれも同《おな》じような結果《けっか》が得《え》られています。

データ出展：
Tamakoshi, Ohno(2004)
"Self-Reported Sleep Duration as a Predictor of All-Cause Mortality: Results from the JACC Study, Japan"

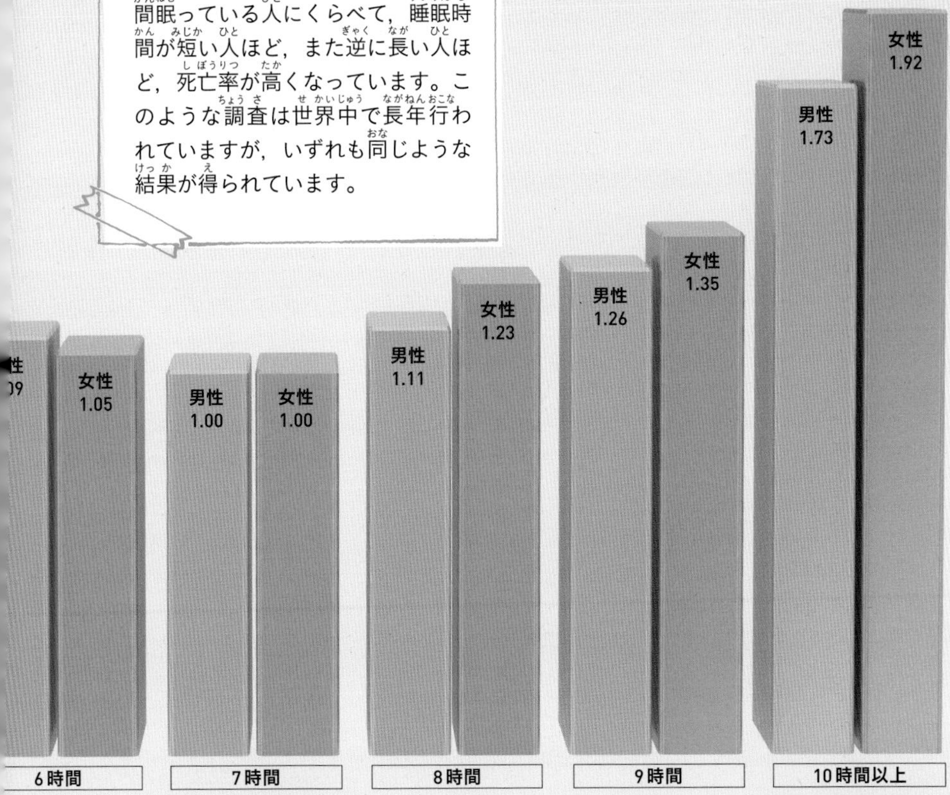

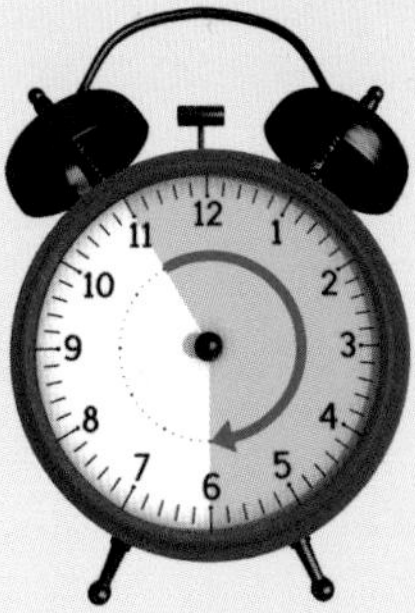

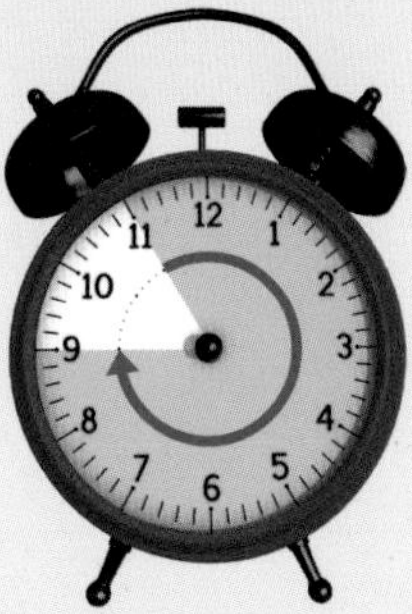

睡眠《すいみん》時間《じかん》が短《みじか》い人《ひと》ほど太《ふと》りがち？

年齢《ねんれい》や性別《せいべつ》などにかかわらず肥満《ひまん》の傾向《けいこう》がみられる

睡眠時間《すいみんじかん》が短《みじか》い人《ひと》ほど，太《ふと》っている傾向《けいこう》がある――。世界《せかい》各地《かくち》で行《おこな》われた大規模《だいきぼ》な調査《ちょうさ》では，このような結果《けっか》が何度《なんど》も報告《ほうこく》されています。子供《こども》でも大人《おとな》でも，この傾向《けいこう》は同《おな》じです。たとえば富山《とやま》県《けん》の児童《じどう》およそ1万人《まんにん》を対象《たいしょう》にした調査《ちょうさ》では，毎日《まいにち》10時間以上《じかんいじょう》睡眠《すいみん》をとっている子供《こども》にくらべて，8時間以下《じかんいか》しか眠《ねむ》っていない子供《こども》は，3倍近《ばいちか》くも肥満《ひまん》の度合《どあ》いが高《たか》くなっていました。

世界中《せかいじゅう》で発表《はっぴょう》されてきた，睡眠《すいみん》時間《じかん》と肥満《ひまん》を調《しら》べた論文《ろんぶん》を何十本《なんじっぽん》も集《あつ》めて比較《ひかく》した研究《けんきゅう》があります。**それによれば，住《す》んでいるところや年齢《ねんれい》，性別《せいべつ》にかかわらず，やはり睡眠時間《すいみんじかん》が短《みじか》い人《ひと》ほど肥満《ひまん》の傾《けい》向《こう》にあることがわかりました。**

また，大人《おとな》の場合《ばあい》では，睡眠時《すいみんじ》間《かん》が1時間少《じかんすく》なくなると，肥満《ひまん》の程度《ていど》を示《しめ》す指標《しひょう》であるBMI（Body《ボディ》 mass《マス》 index《インデックス》）※が0.35上《あ》がっていました。BMIが0.35は，身長《しんちょう》170センチメートルの人《ひと》の場合《ばあい》，約《やく》1キログラムに相当《そうとう》します。つまり，このくらいの身長《しんちょう》の人《ひと》では，7時間睡《じかんすい》眠《みん》をとっている人《ひと》より，6時間睡眠《じかんすいみん》をとっている人《ひと》のほうが体重《たいじゅう》がおよそ1キログラム多《おお》いということが，大規模《だいきぼ》な調査《ちょうさ》から読《よ》み取《と》れるのです。

※：BMIは，「体重」を「身長（メートルでの数値）の2乗」で割った数値のことで，日本では25以上が肥満とされています（アメリカは30以上）。

BMI：17.3
身長：170cm
体重：50kg
ウエスト：67cm
内臓脂肪面積：15.6cm^2
皮下脂肪面積：23.3cm^2

BMI：22.1
身長：170cm
体重：64kg
ウエスト：78cm
内臓脂肪面積：65.5cm^2
皮下脂肪面積：63.6cm^2

BMI：26.3
身長：170cm
体重：76kg
ウエスト：85cm
内臓脂肪面積：147.1cm^2
皮下脂肪面積：134.5cm^2

BMI：31.8
身長：170cm
体重：92kg
ウエスト：109cm
内臓脂肪面積：238.1cm^2
皮下脂肪面積：240.9cm^2

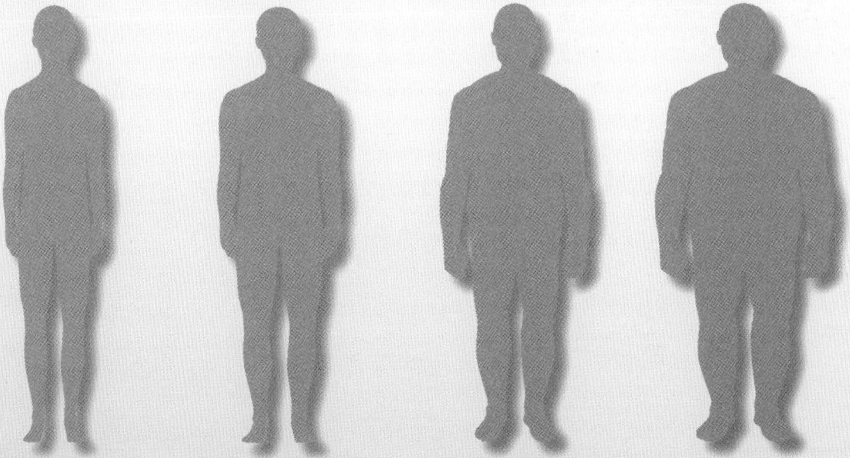

内臓脂肪《ないぞうしぼう》も皮下脂肪《ひかしぼう》も非常《ひじょう》に少《すく》ない

内臓脂肪《ないぞうしぼう》と皮下脂肪《ひかしぼう》ともに，ある程度存在《ていどそんざい》している

内臓脂肪《ないぞうしぼう》，皮下脂肪《ひかしぼう》ともにかなり多《おお》い

おなかの中《なか》が，ほとんど脂肪《しぼう》で埋《う》めつくされているような状況《じょうきょう》

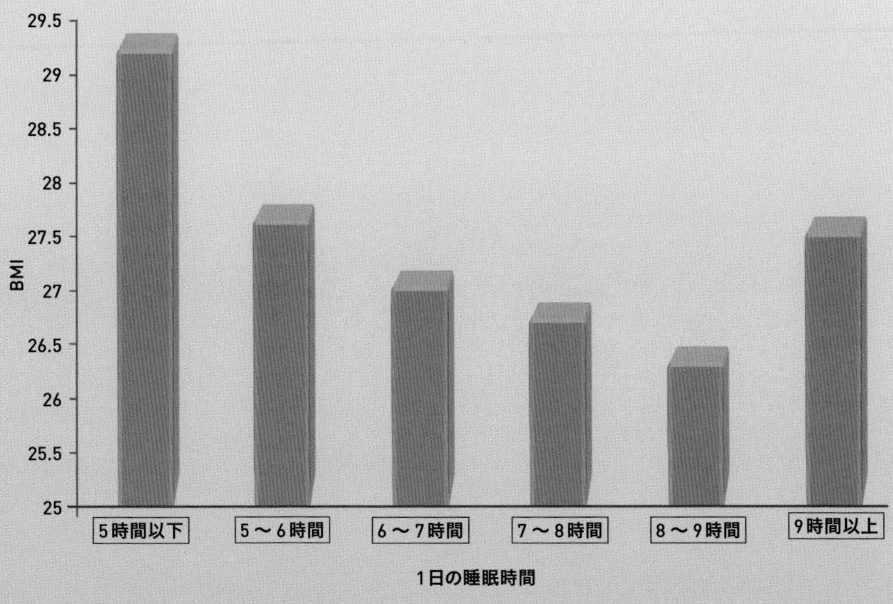

グラフの出典：Singh M; Drake CL; Roehrs T et al. The Association between obesity and short sleep duration: a population-based study. J Clin Sleep Med 2005;1(4):357-363.

睡眠負債は病気のリスクを上げる

睡眠不足《すいみんぶそく》がホルモンの分泌《ぶんぴつ》を乱《みだ》す

寝不足《ねぶそく》のマウスは甘《あま》いものや油《あぶら》っぽいものをほしがる

睡眠時間《すいみんじかん》と肥満《ひまん》の関係《かんけい》を示《しめ》すデータだけでは，睡眠不足《すいみんぶそく》が肥満《ひまん》をまねいているのか，肥満《ひまん》の人《ひと》は睡眠不足《すいみんぶそく》になりやすいのか，その因果関係《いんがかんけい》はわかりません。もし睡眠不足《すいみんぶそく》が肥満《ひまん》をまねいているとすれば，次《つぎ》の二《ふた》つのしくみが考《かんが》えられます。

一《ひと》つは，食欲《しょくよく》に関係《かんけい》するホルモンの変化《へんか》です。**睡眠不足《すいみんぶそく》になると，食欲《しょくよく》を増加《ぞうか》させるホルモン（グレリンなど）の分泌量《ぶんぴつりょう》がふえる一方《いっぽう》で，食欲《しょくよく》をおさえるホルモン（レプチンなど）の分泌量《ぶんぴつりょう》が減《へ》ってしまいます**（イラスト）。その結果《けっか》，食《た》べる量《りょう》がふえると考《かんが》えられます※。寝不足《ねぶそく》のマウスは甘《あま》いものや油《あぶら》っぽいものをほしがるという実験結果《じっけんけっか》も報告《ほうこく》されています。

もう一《ひと》つは，運動不足《うんどうぶそく》です。睡眠《すいみん》が足《た》りていないと，昼間《ひるま》でも眠《ねむ》くなり，疲労感《ひろうかん》が強《つよ》くなります。**そのため，運動《うんどう》をしなくなり，肥満《ひまん》が進《すす》んでしまうのです。**

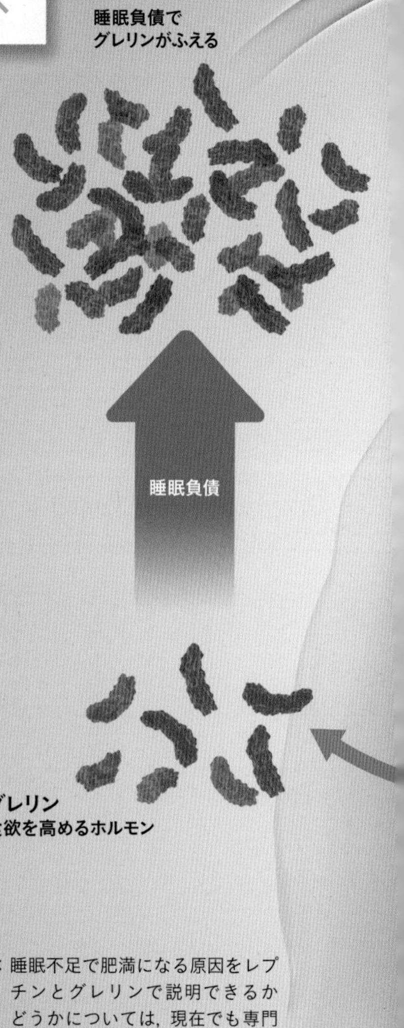

※：睡眠不足で肥満になる原因をレプチンとグレリンで説明できるかどうかについては，現在でも専門家の間で論争がつづいています。

肥満《ひまん》に向《む》かうしくみ

睡眠不足《すいみんぶそく》がホルモンの分泌量《ぶんぴつりょう》を変化《へんか》させ，それが肥満《ひまん》につながる場合《ばあい》があります。そのしくみをえがいたイラストです。

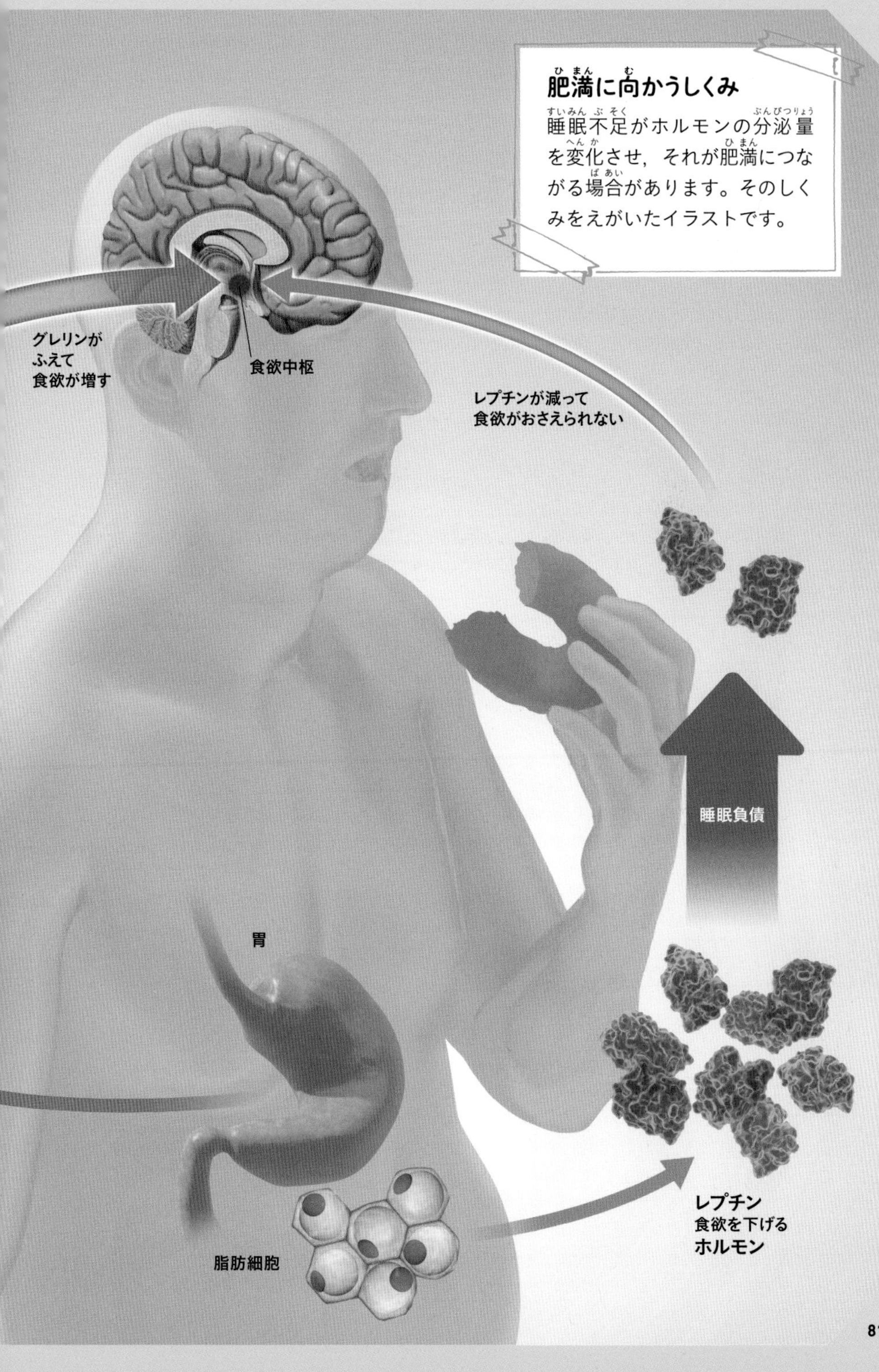

睡眠不足《すいみんぶそく》で高《たか》まる認知症《にんちしょう》のリスク

睡眠中《すいみんちゅう》に脳《のう》の老廃物《ろうはいぶつ》が排出《はいしゅつ》される

睡眠時間《すいみんじかん》の短《みじか》い人《ひと》ほど，認知症《にんちしょう》の発症《はっしょう》リスクが高《たか》いことが報告《ほうこく》されています。認知症《にんちしょう》の中《なか》で最《もっと》もよくみられるのが「アルツハイマー病《びょう》」です。「アミロイドβ《ベータ》」とよばれるタンパク質《しつ》の老廃物《ろうはいぶつ》が脳内《のうない》に異常《いじょう》に蓄積《ちくせき》して神経細胞《しんけいさいぼう》がこわされ，記憶《きおく》や思考《しこう》に問題《もんだい》が生《しょう》じると考《かんが》えられています。

私《わたし》たちの体内《たいない》で生《しょう》じた老廃物《ろうはいぶつ》は，リンパ系《けい》と血液系《けつえきけい》によって肝臓《かんぞう》や腎臓《じんぞう》に運《はこ》ばれ，分解《ぶんかい》されたり体外《たいがい》に排出《はいしゅつ》されたりしています。最新《さいしん》の研究《けんきゅう》によれば，**脳《のう》では老廃物《ろうはいぶつ》を「脳脊髄液《のうせきずいえき》」とよばれる体液《たいえき》によって文字《もじ》どおり「洗《あら》い流《なが》して」いることがわかってきました**（右《みぎ》のイラスト）。

そして，この脳脊髄液《のうせきずいえき》による洗《あら》い流《なが》しは，眠《ねむ》っている間《あいだ》にさかんに行《おこな》われることを示《しめ》す研究成果《けんきゅうせいか》が最近《さいきん》報告《ほうこく》されました。これが正《ただ》しければ，短時間《たんじかん》しか眠《ねむ》っていない人《ひと》は，脳《のう》の老廃物《ろうはいぶつ》が十分《じゅうぶん》に排除《はいじょ》されずに蓄積《ちくせき》し，アルツハイマー病《びょう》などの脳《のう》の疾患《しっかん》につながっている可能性《かのうせい》があります。

脳《のう》の老廃物《ろうはいぶつ》を洗《あら》い流《なが》すしくみ

脳内《のうない》の老廃物《ろうはいぶつ》であるアミロイドβ《ベータ》を洗《あら》い流《なが》すしくみ。脳脊《のうせき》髄液《ずいえき》は，動脈《どうみゃく》の周囲《しゅうい》を伝《つた》って脳《のう》に入《はい》りこみ，脳内《のうない》にしみだします。脳脊髄液《のうせきずいえき》は，脳内《のうない》に広《ひろ》がりながら，アミロイドβ《ベータ》を押《お》し流《なが》し，静脈《じょうみゃく》の周囲《しゅうい》を伝《つた》って脳《のう》の外《そと》へと出《で》ていきます。

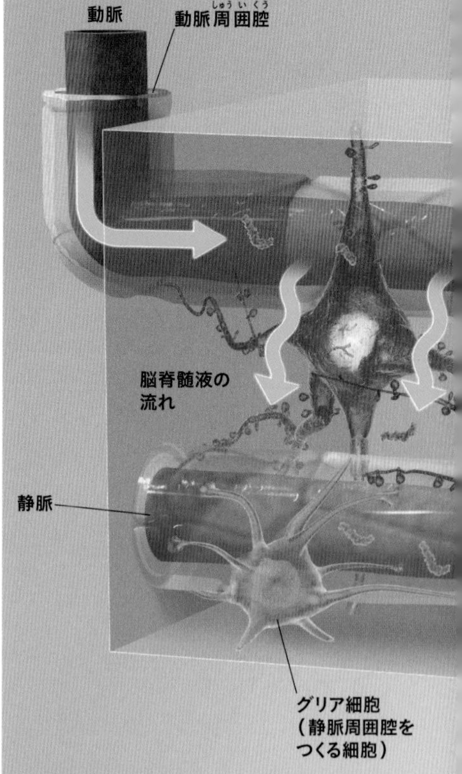

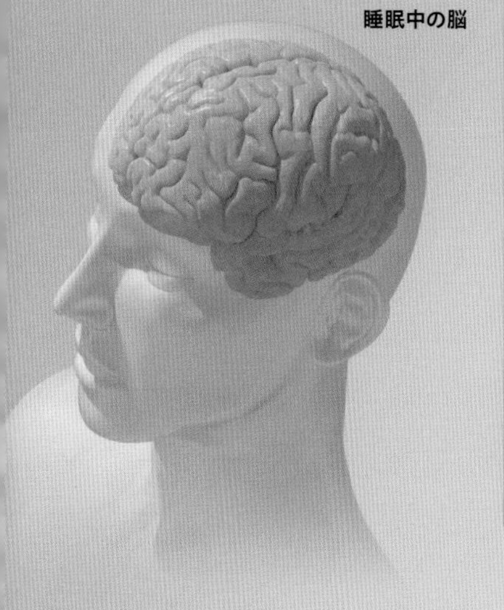

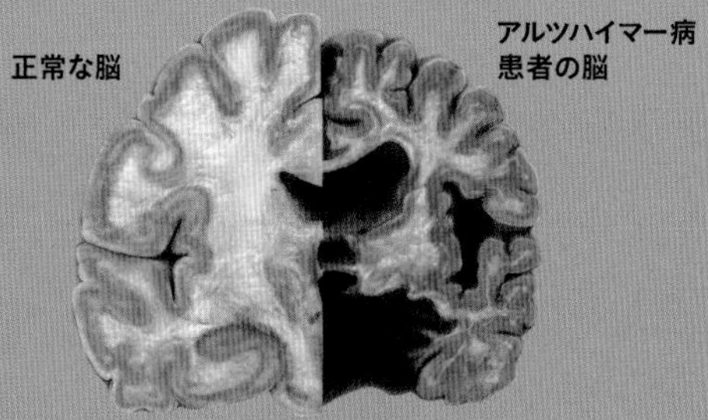

アルツハイマー病《びょう》とは

アルツハイマー病《びょう》が進行《しんこう》すると，神経細胞《しんけいさいぼう》が死滅《しめつ》していき，脳《のう》が萎縮《いしゅく》します。アルツハイマー病《びょう》の患者《かんじゃ》の脳《のう》では「老人斑《ろうじんはん》」とよばれるしみのようなものがみつかります。老人斑《ろうじんはん》は，アミロイドβ《ベータ》がたくさん集《あつ》まってできたものです。

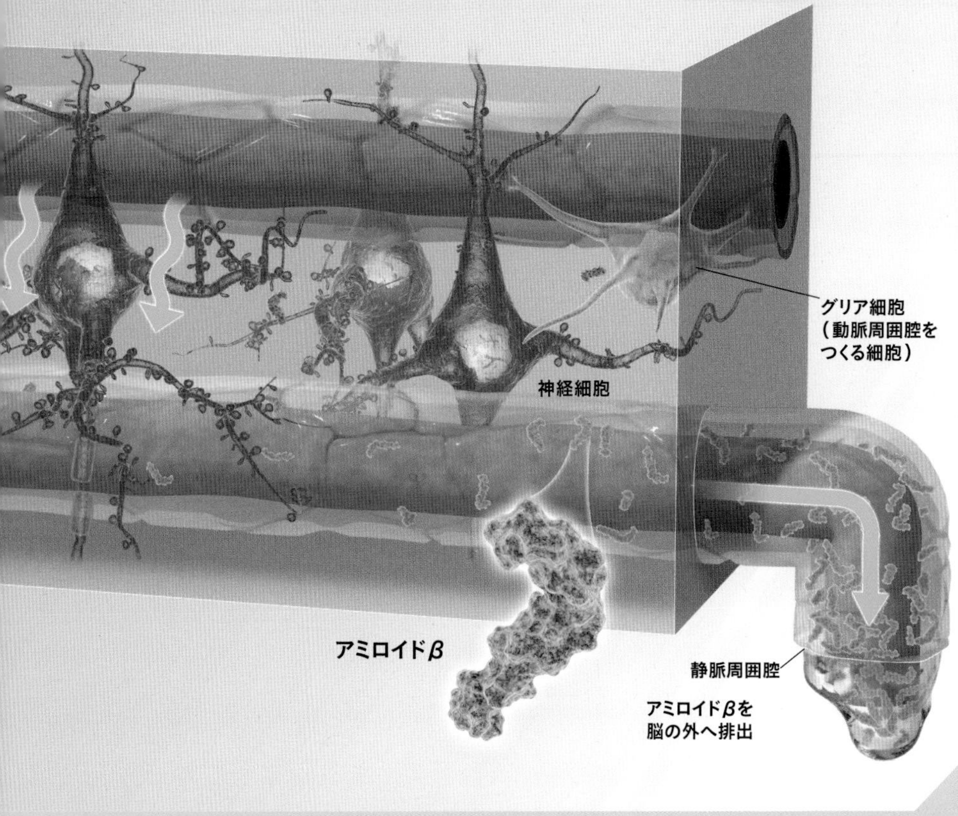

睡眠負債は病気のリスクを上げる

眠《ねむ》りたいのに眠《ねむ》れない『不眠症《ふみんしょう》』

高齢者《こうれいしゃ》の不眠症《ふみんしょう》には“思《おも》いこみ”も多《おお》い

眠《ねむ》りたいのに眠《ねむ》れない，夜中《よなか》に目《め》が覚《さ》めてしまうなど，満足《まんぞく》のいく睡眠《すいみん》ができないことがあります。睡眠《すいみん》の量《りょう》や質《しつ》が十分《じゅうぶん》でないために，日中《にっちゅう》に疲労感《ひろうかん》を感《かん》じたり，仕事《しごと》などに支障《ししょう》が出《で》たりすることもあるでしょう。こうした睡眠障害《すいみんしょうがい》が「不《ふ》眠症《みんしょう》」です。

客観的《きゃっかんてき》な計測《けいそく》では十分《じゅうぶん》に眠《ねむ》れているのに，主観的《しゅかんてき》には「あまり眠《ねむ》れていない」と感《かん》じてしまう状態《じょうたい》を「睡《すい》眠誤認《みんごにん》」といい，これが原因《げんいん》で不眠《ふみん》を訴《うった》える人《ひと》は少《すく》なくありません。

高齢者《こうれいしゃ》は，加齢《かれい》によって夜《よる》に長時《ちょうじ》間眠《かんねむ》りつづけることがむずかしくなることがあります（38～39ページ）。それにもかかわらず，「若《わか》いころと同《おな》じくらいの時間眠《じかんねむ》らなければならない」と思《おも》いこんでいると，睡《すい》眠時間《みんじかん》が足《た》りないと感《かん》じてしまい，不眠《ふみん》を訴《うった》えることがあります。

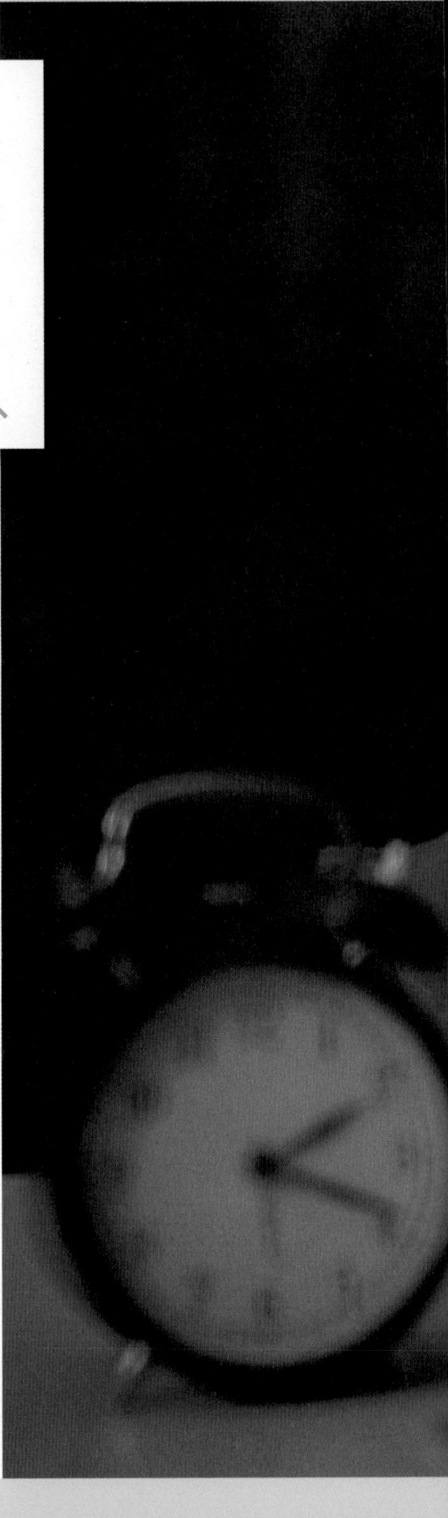

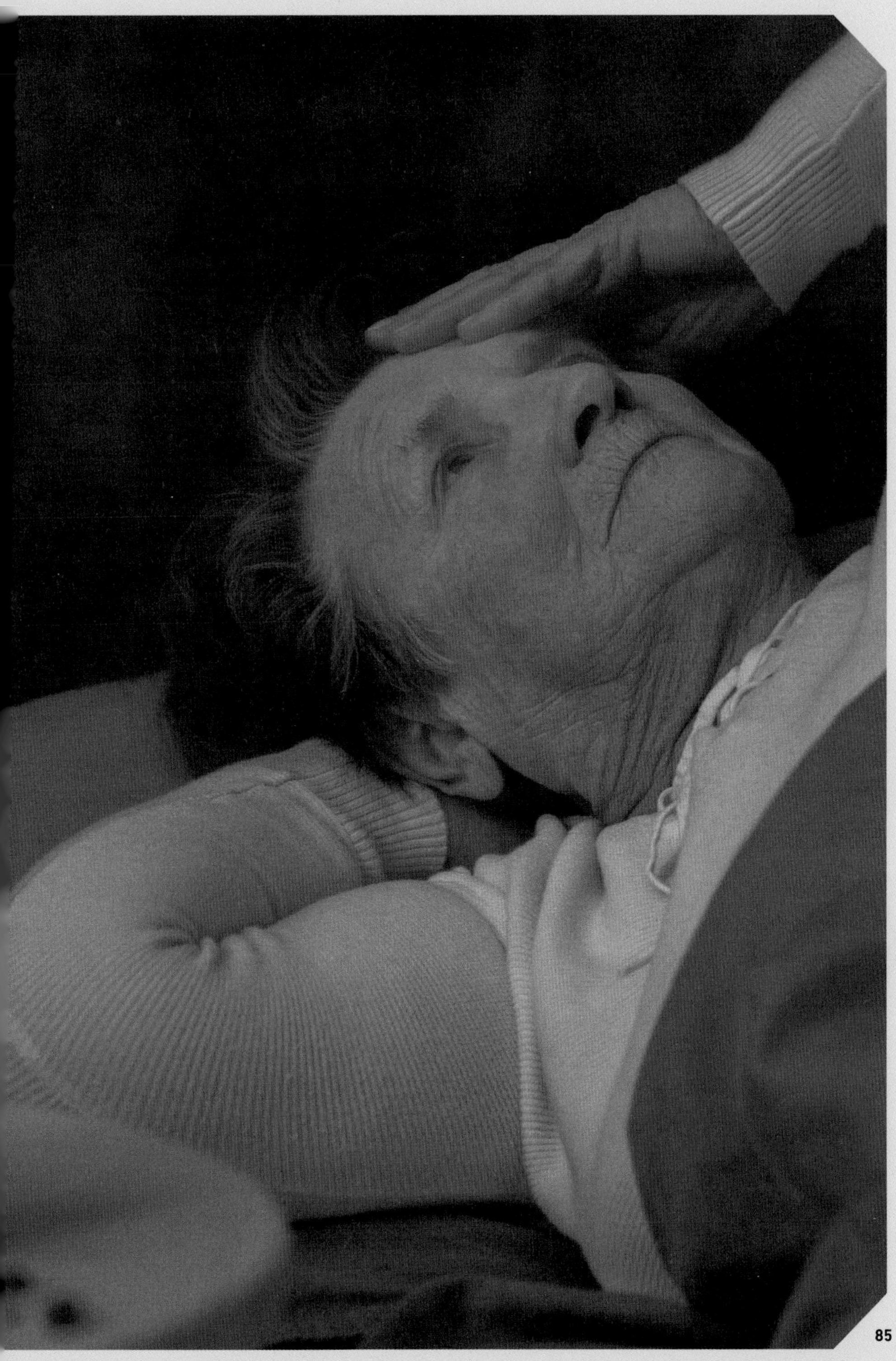

睡眠負債は病気のリスクを上げる

不眠症《ふみんしょう》のタイプとその原因《げんいん》

深刻《しんこく》な不眠《ふみん》は早《はや》めに専門医《せんもんい》に相談《そうだん》しよう

不《ふ》眠症《みんしょう》は，どのようにして発《はっ》症《しょう》するのでしょうか。「3Pモデル」とよばれる仮説《かせつ》では，不《ふ》眠症《みんしょう》に至《いた》る要因《よういん》は三《みっ》つあると考《かんが》えます。

一《ひと》つ目《め》は，その人《ひと》の年齢《ねんれい》や性別《せいべつ》，性格《せいかく》などの，不眠症《ふみんしょう》の発症《はっしょう》のしやすさを左右《さゆう》する「素因《そいん》（Predisposing《プレディスポージング》 factor《ファクター》）」です。たとえば，心配性《しんぱいしょう》の人《ひと》は不眠症《ふみんしょう》になりやすいといわれます。また，女性《じょせい》は男性《だんせい》より不《ふ》眠症《みんしょう》になりやすい傾向《けいこう》があります。年《とし》をとると必要《ひつよう》な睡眠時間《すいみんじかん》は短《みじか》くなるのが普通《ふつう》ですが，若《わか》いときと同《おな》じくらい眠《ねむ》らないといけないと思《おも》いこむことで不眠症《ふみんしょう》になる場合《ばあい》もあります。

二《ふた》つ目《め》は，素因《そいん》をもつ人《ひと》に不《ふ》眠症《みんしょう》を発症《はっしょう》させる「促進因子《そくしんいんし》（Precipitating《プレシピテイティング》 factor《ファクター》）」の発生《はっせい》です。たとえば，災害《さいがい》がおきたり，自《じ》分《ぶん》や家族《かぞく》が病気《びょうき》になったりといったストレスが，発症《はっしょう》の引《ひ》き金《がね》になります。この段階《だんかい》での不眠症《ふみんしょう》は，一《いっ》過性《かせい》のものであり，数日《すうじつ》～数週間《すうしゅうかん》で自然《しぜん》と治《なお》るものが多《おお》いのが特《とく》徴《ちょう》です。

三《みっ》つ目《め》は，不眠症《ふみんしょう》をこじらせる「持続因子《じぞくいんし》（Perpetuating《パーペチュエイティング》 factor《ファクター》）」です。たとえば，長《なが》い昼寝《ひるね》やカフェインの多量摂取《たりょうせっしゅ》などの“よくない習慣《しゅうかん》”をつづけていると，不眠《ふみん》症《しょう》が長引《ながび》き，慢性化《まんせいか》してしまいます。また，眠《ねむ》れないまま長時間布《ちょうじかんふ》団《とん》に横《よこ》たわっていると，「なぜ眠《ねむ》れないのか」と思《おも》い悩《なや》んでさらに眠《ねむ》れなくなることがあります。深《しん》刻《こく》な不眠《ふみん》に悩《なや》まされている場合《ばあい》には，自分《じぶん》で解決《かいけつ》しようとせずに，早《はや》めに専門医《せんもんい》に相談《そうだん》するのがよいでしょう。

不眠症の主な四つのタイプ

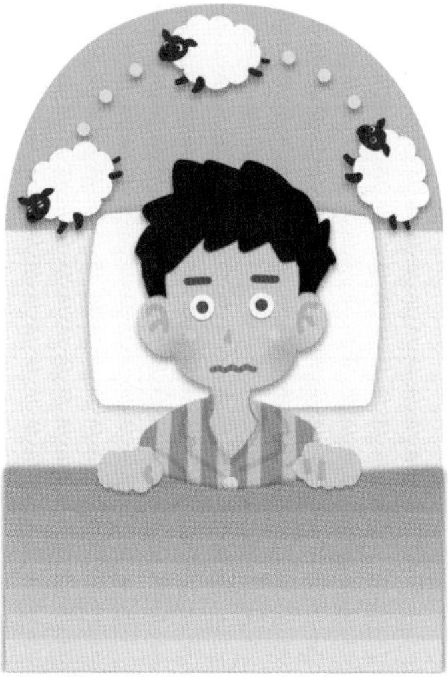

入眠障害《にゅうみんしょうがい》

横《よこ》になってもなかなか寝《ね》つけず，それによって苦痛《くつう》を感《かん》じるタイプの不眠症《ふみんしょう》です。悩《なや》みごとや考《かんが》えごとがある場合《ばあい》におきやすいといわれます。

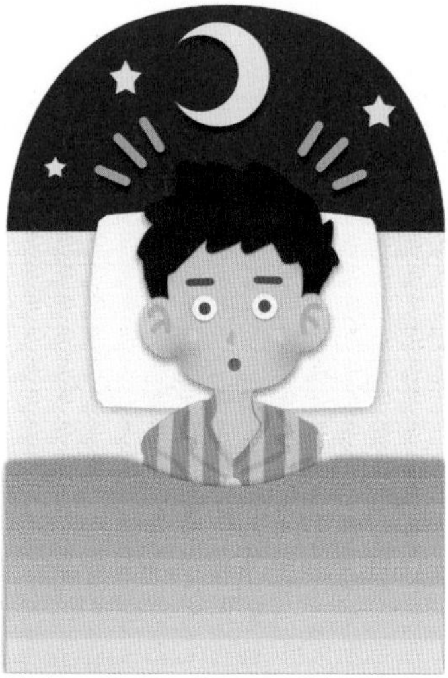

中途覚醒《ちゅうとかくせい》

睡眠中《すいみんちゅう》に何度《なんど》も目《め》が覚《さ》め，いったん目《め》が覚《さ》めるとなかなか寝《ね》つけないタイプの不眠《ふみん》症《しょう》です。入眠《にゅうみん》には問題《もんだい》がないのが特徴《とくちょう》です。高齢者《こうれいしゃ》によくみられます。

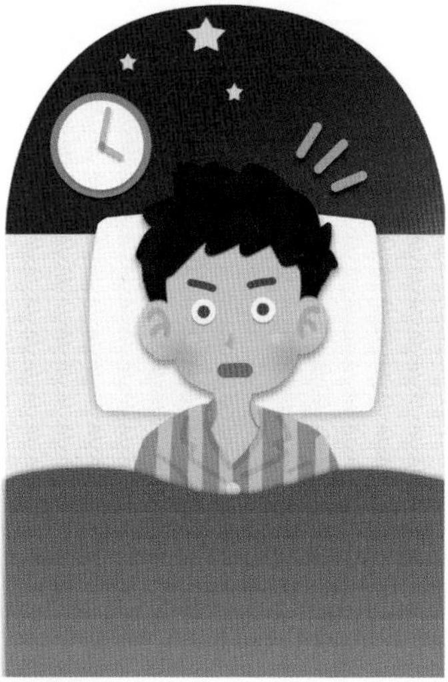

早朝覚醒《そうちょうかくせい》

予定《よてい》よりずっと早《はや》く目《め》が覚《さ》めてしまい，その後《ご》なかなか寝《ね》つけなくなるタイプの不《ふ》眠症《みんしょう》です。高齢者《こうれいしゃ》によくみられます。

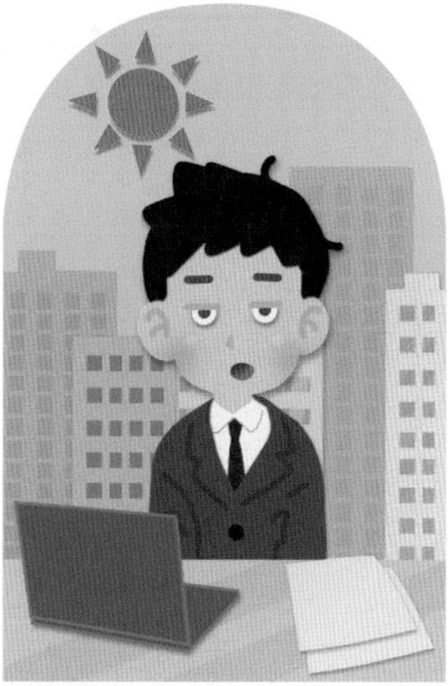

熟眠障害《じゅくみんしょうがい》

睡眠時間《すいみんじかん》は十分《じゅうぶん》なのに，ぐっすり眠《ねむ》った気《き》がしないというタイプの不眠症《ふみんしょう》です。眠《ねむ》りが浅《あさ》く，長《なが》い間夢《あいだゆめ》を見《み》る傾向《けいこう》があります。

『いびき』をかいてしまう原因《げんいん》とは

気道《きどう》がせばまるといびきが生《しょう》じる

すやすやと静《しず》かに寝入《ねい》っている状態《じょうたい》では，鼻《はな》や口《くち》から入《はい》ってきた空気《くうき》は，おきている状態《じょうたい》と同《おな》じように，抵抗《ていこう》なく肺《はい》へと入《はい》っていきます。**一方《いっぽう》，気道《きどう》（肺《はい》への空気《くうき》の通《とお》り道《みち》）のうち，のどのあたり（上気道《じょうきどう》）がせばまるなどして空気《くうき》の流《なが》れに抵抗《ていこう》が生《しょう》じると，のどの周囲《しゅうい》が振動《しんどう》し，うるさい音《おと》が出《で》ます。これが「いびき」です。**

気道《きどう》がせばまる原因《げんいん》にはいくつかあります。まず，あおむけに寝《ね》ることで，舌《した》の根元《ねもと》や軟口蓋《なんこうがい》（口《こう》腔《くう》と鼻腔《びくう》をしきる“壁《かべ》”のうち，のどに近《ちか》いやわらかい部分《ぶぶん》）などが重力《じゅうりょく》で下《さ》がり，気道《きどう》をせばめます。さらに睡眠状態《すいみんじょうたい》に入《はい》ると，筋《きん》肉《にく》が弛緩《しかん》する（ゆるむ）ので，舌《した》の根元《ねもと》はさらに下《さ》がっていきます。

以上《いじょう》のことに加《くわ》え，肥満《ひまん》でのどの内側《うちがわ》に脂肪《しぼう》がついていると，いびきをかきやすくなります。また，やせている人《ひと》でも，下《した》あごが小《ちい》さかったり，ひっこんでいたりすると，いびきをかきやすいといわれています。

いびきは何《なん》とか呼吸《こきゅう》ができている状態《じょうたい》ですが，さらに気道《きどう》がせばまると，息《いき》を吸《す》うときに呼吸《こきゅう》が止《と》まってしまいます。これは，「睡《すい》眠《みん》時《じ》無《む》呼《こ》吸《きゅう》症《しょう》候《こう》群《ぐん》」につながります（くわしくは90〜91ページ）。

いびきのメカニズム

右《みぎ》ページのイラストは正常《せいじょう》な睡眠《すいみん》時《じ》（上《うえ》）と，いびきをかいている状《じょう》態《たい》・無呼吸状態《むこきゅうじょうたい》（下《した》）の気道《きどう》の断面《だんめん》図《ず》です。いびきを軽減《けいげん》する方法《ほうほう》で，すぐに試《ため》せるのが，横向《よこむ》きやうつぶせで寝《ね》ることです。舌《した》の根元《ねもと》などが下《さ》がるのを防《ふせ》ぐことができます。また，寝酒《ねざけ》はひかえたほうがよいといわれています。のどの筋肉《きんにく》が弛緩《しかん》し，気道《きどう》をふさぎやすくするからです。肥満《ひまん》の人《ひと》は，減量《げんりょう》するだけでいびきが改善《かいぜん》することもあります。

正常《せいじょう》な睡眠時《すいみんじ》

気道《きどう》に，空気《くうき》が抵抗《ていこう》なく通《とお》れるだけの十分《じゅうぶん》な広《ひろ》さがあります。

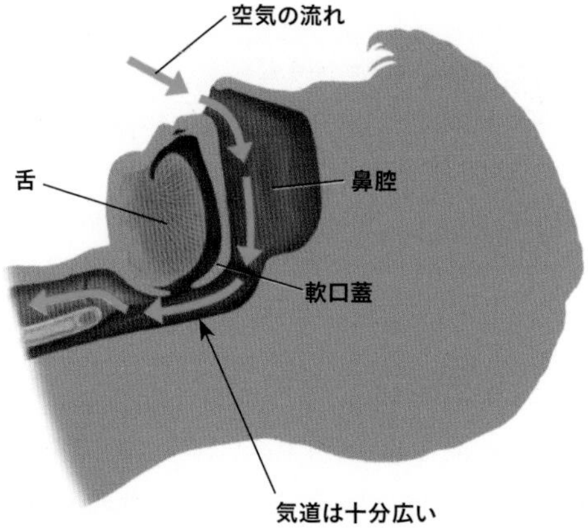

いびき・無呼吸時《むこきゅうじ》

重力《じゅうりょく》の影響《えいきょう》などで舌《した》の根元《ねもと》などが下《さ》がり，気道《きどう》がせばまって空気《くうき》の流《なが》れに抵抗《ていこう》が生《しょう》じています。のど（おもに軟口蓋《なんこうがい》）が振動《しんどう》し，いびきを発《はっ》します。息《いき》を吸《す》うときには，肺《はい》に空気《くうき》を入《い》れるために気道《きどう》の圧力《あつりょく》が下《さ》がります。このとき，完全《かんぜん》に気道《きどう》がふさがってしまうと，無呼吸《むこきゅう》になります。

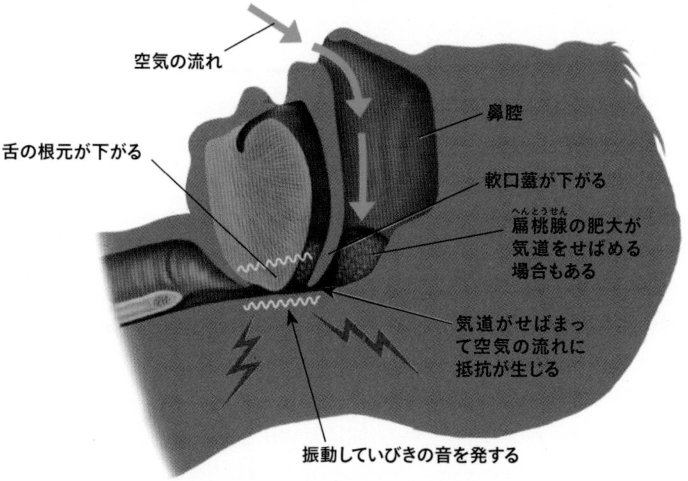

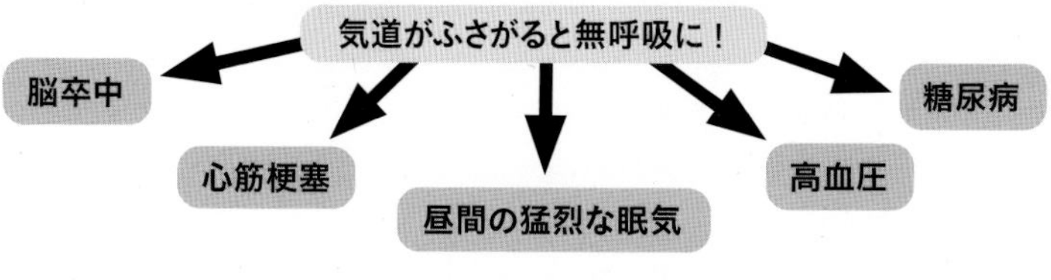

睡眠負債は病気のリスクを上げる

甘《あま》くみると危険《きけん》な「睡眠《すいみん》時《じ》無《む》呼吸《こきゅう》症候群《しょうこうぐん》」

空気《くうき》の通《とお》り道《みち》を確保《かくほ》せよ!

寝《ね》ているときに大《おお》きないびきをかき，ときどき10秒以上《びょういじょう》呼吸《こきゅう》が止《と》まっているようなら，それは「睡眠《すいみん》時《じ》無《む》呼吸《こきゅう》症候群《しょうこうぐん》」かもしれません。**治療《ちりょう》を受《う》ければ改善《かいぜん》しますが，気《き》づかずにいる人《ひと》も多《おお》く，放置《ほうち》していると，高血圧《こうけつあつ》や糖尿病《とうにょうびょう》などの病気《びょうき》をまねき，重度《じゅうど》になると心疾患《しんしっかん》や，脳梗塞《のうこうそく》などの脳《のう》血管障害《けっかんしょうがい》にもつながるといわれています。**

睡眠《すいみん》時《じ》無《む》呼吸《こきゅう》症候群《しょうこうぐん》では，睡眠《すいみん》が何度《なんど》も中断《ちゅうだん》し，深《ふか》いノンレム睡《すい》眠《みん》(ステージ3)が少《すく》なくなります。寝《ね》ている間《あいだ》も体《からだ》が休《やす》まらず，十《じゅう》分《ぶん》な休息《きゅうそく》になりません。疲《つか》れがとれないので長《なが》く眠《ねむ》る傾向《けいこう》がありますが，長《なが》く寝《ね》たからといって元気《げんき》になるわけでもありません。そのため日中《にっちゅう》も強《つよ》い眠気《ねむけ》があり，疲労《ひろう》感《かん》がとれません。

呼吸《こきゅう》が止《と》まってしまうのは，空《くう》気《き》の通《とお》り道《みち》である「気道《きどう》」がふさがってしまうからです。気道《きどう》がふさがる原因《げんいん》はさまざまで，頭部《とうぶ》の骨格《こっかく》や舌《した》の大《おお》きさ，首《くび》まわりに脂《し》肪《ぼう》がたくさんついていることなどが挙《あ》げられます。肥満《ひまん》の人《ひと》に睡眠《すいみん》時《じ》無《む》呼吸《こきゅう》症候群《しょうこうぐん》が多《おお》くみられるのはこのためです。

この睡眠障害《すいみんしょうがい》の解決方法《かいけつほうほう》は，気《き》道《どう》がふさがらないようにすることです。肥満《ひまん》の人《ひと》は，やせるだけで改善《かいぜん》することがあります。また，寝《ね》るときに鼻《はな》から空気《くうき》を送《おく》りつづける治療法《ちりょうほう》があります(イラスト)。このような治療《ちりょう》を行《おこな》うと，熟睡《じゅくすい》できるため，体《からだ》が休《やす》まり，高血圧《こうけつあつ》や糖尿病《とうにょうびょう》が改善《かいぜん》することがわかっています。

空気《くうき》を送《おく》りこむ治療法《ちりょうほう》

睡眠《すいみん》時《じ》無《む》呼吸《こきゅう》症候群《しょうこうぐん》の代表的《だいひょうてき》な治《ち》療方法《りょうほうほう》である「CPAP（Continuous《コンティニュアス》 Positive《ポジティブ》 Airway《エアウェイ》 Pressure《プレッシャー》：持続陽圧《じぞくようあつ》呼吸《こきゅう》）療法《りょうほう》」のしくみをえがきました。睡眠中《すいみんちゅう》に鼻《はな》から空気《くうき》を送《おく》りこむことで，舌《した》や，口《くち》の奥《おく》にある軟口蓋《なんこうがい》が気道《きどう》をふさぐのを防《ふせ》ぎます。

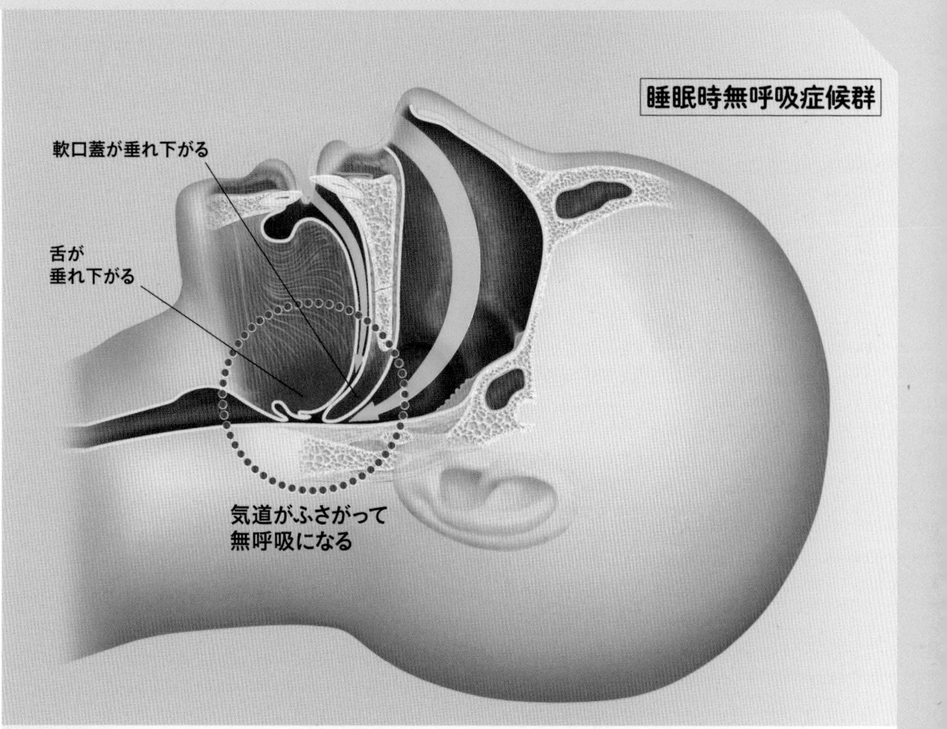
睡眠時無呼吸症候群
軟口蓋が垂れ下がる
舌が
垂れ下がる
気道がふさがって
無呼吸になる

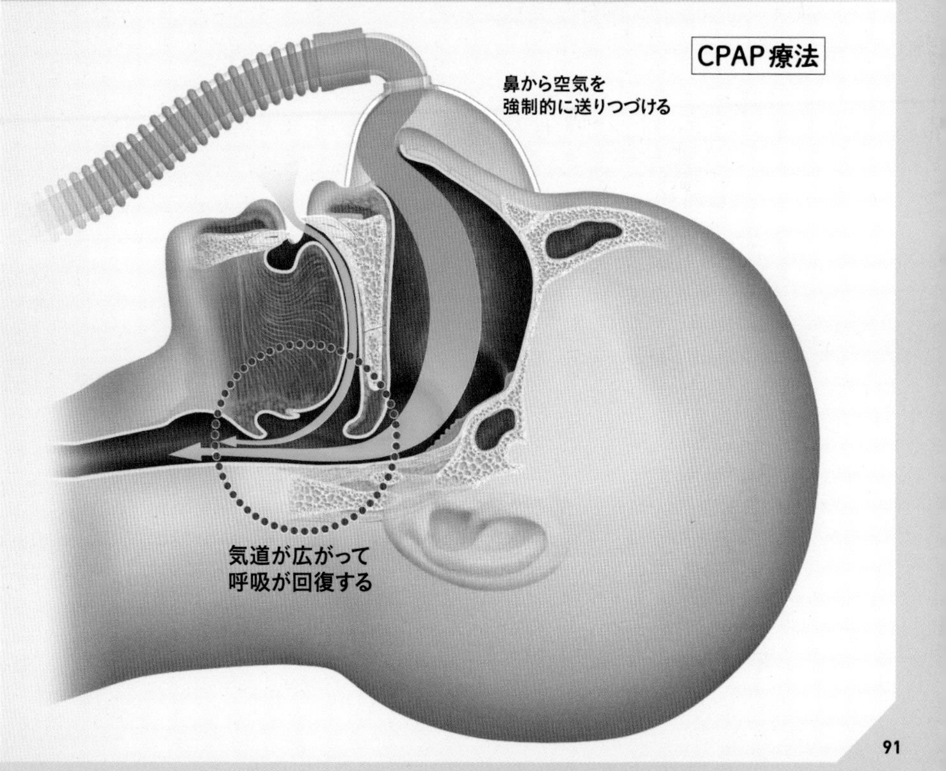
CPAP療法
鼻から空気を
強制的に送りつづける
気道が広がって
呼吸が回復する

突然睡魔《とつぜんすいま》におそわれる病《やまい》「ナルコレプシー」

覚醒《かくせい》しつづけるために必要《ひつよう》な脳内物質《のうないぶっしつ》がつくられない

覚《かく》醒《せい》と睡眠《だんみん》を切《き》りかえるうえで重要《じゅうよう》な役割《やくわり》を果《は》たすのが，脳内物質《のうないぶっしつ》「オレキシン」です。脳《のう》の視床下部《ししょうかぶ》には，覚醒状態《かくせいじょうたい》を維持《いじ》するための部位《ぶい》があり，「覚醒中枢《かくせいちゅうすう》」とよばれています。覚醒中枢《かくせいちゅうすう》にある神経細胞《しんけいさいぼう》の表面《ひょうめん》には，オレキシンの受容体《じゅようたい》があり，ここにオレキシンが結合《けつごう》すると，覚醒《かくせい》シグナルが生《しょう》じて覚醒状態《かくせいじょうたい》が維持《いじ》されます。

会話中《かいわちゅう》や運転中《うんてんちゅう》などの緊張《きんちょう》した場面《ばめん》であっても，耐《た》えがたいほどの強《つよ》い眠気《ねむけ》におそわれ，それが日中《にっちゅう》に何度《なんど》もくりかえす「ナルコレプシー」という病気《びょうき》があります。

ナルコレプシーの患者《かんじゃ》のほとんどは，オレキシンが脳内《のうない》でつくられなくなっていると考《かんが》えられています。オレキシンがないと，覚醒《かくせい》の維持《いじ》が不安定《ふあんてい》になり，時《とき》と場所《ばしょ》を選《えら》ばず，突然《とつぜん》，眠気《ねむけ》がやってくるようになります。その逆《ぎゃく》に，覚醒《かくせい》と睡眠《すいみん》が頻繁《ひんぱん》に入《い》れかわりやすくなることから，寝《ね》ている間《あいだ》に目《め》が覚《さ》めてしまうこともあります。喜《よろこ》びや笑《わら》いで感情《かんじょう》が大《おお》きく変化《へんか》するときに筋肉《きんりょく》が脱力《だつりょく》してしまう「情動脱力発作《じょうどうだつりょくほっさ》」がおきやすいこともナルコレプシーの特徴《とくちょう》です。

ナルコレプシーの症状《しょうじょう》を緩和《かんわ》させる薬《くすり》はありますが，根本的《こんぽんてき》な治療法《ちりょうほう》はまだみつかっていません。2015年《ねん》に新《あら》たに合成《ごうせい》されたオレキシンと同《おな》じようなはたらきをする化合物《かごうぶつ》「YNT-185」は，将来《しょうらい》のナルコレプシーの治療薬《ちりょうやく》として期待《きたい》されています。

ナルコレプシーのメカニズム

右《みぎ》は，脳《のう》の神経細胞《しんけいさいぼう》を拡大《かくだい》したようすです。神経細胞《しんけいさいぼう》の表面《ひょうめん》には，オレキシンを受《う》け取《と》る受容体《じゅようたい》があり，ここにオレキシンが結合《けつごう》することで覚醒《かくせい》が維持《いじ》されます。しかし，ナルコレプシーの人《ひと》はオレキシンをつくることができません。筑波大学《つくばだいがく》の長瀬特命教授《ながせとくめいきょうじゅ》らによって新《あら》たに合成《ごうせい》された化合物《かごうぶつ》「YNT-185」(紫色《むらさきいろ》) は，オレキシン受容体《じゅようたい》にくっつくことができ，覚醒《かくせい》をうながします。

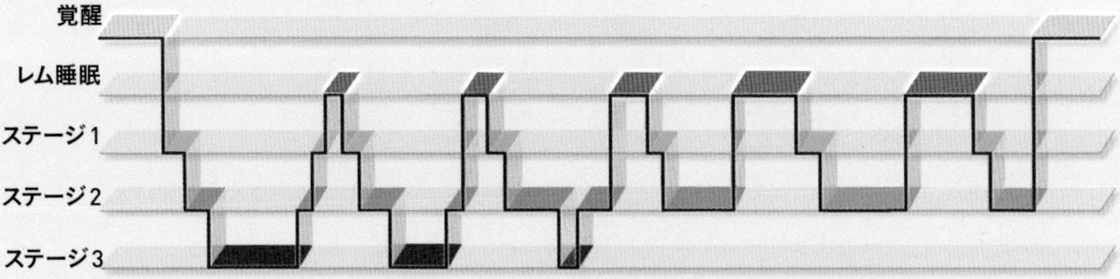

正常な睡眠　レム睡眠は入眠直後ではなく，ノンレム睡眠のあとに生じます。

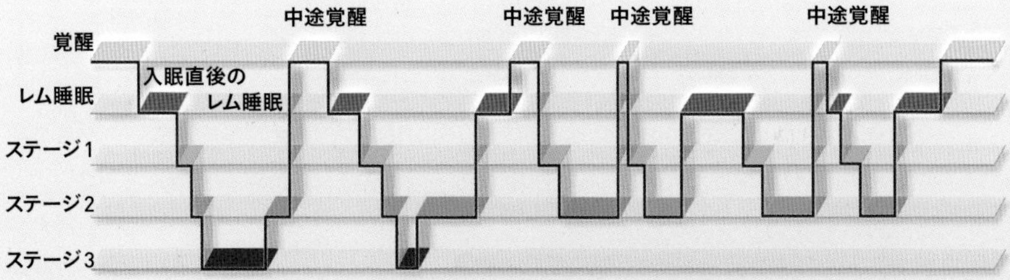

ナルコレプシー患者の睡眠　レム睡眠が入眠直後に生じるなど不規則になります。
中途覚醒も頻繁に生じます。

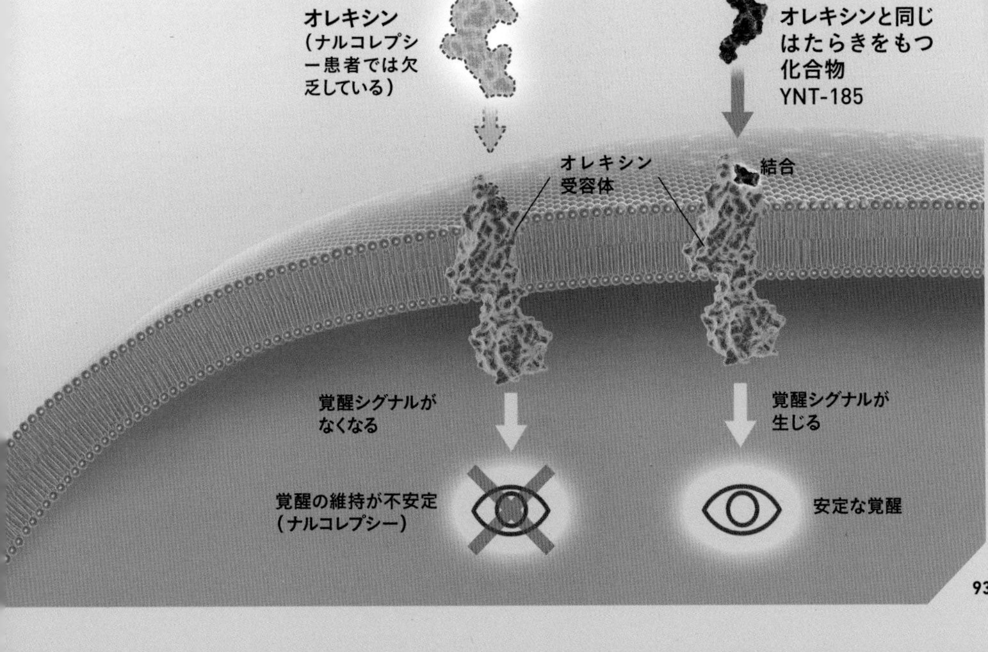

不眠症《ふみんしょう》を治療《ちりょう》する『睡眠薬《すいみんやく》』とは

現在《げんざい》使《つか》われる睡眠薬《すいみんやく》は大《おお》きく三《みっ》つに分《わ》けられる

現在《げんざい》，不眠症《ふみんしょう》などの治療《ちりょう》に使《つか》われている睡眠薬《すいみんやく》は，大《おお》きく三《みっ》つに分《わ》けることができます（右《みぎ》の図《ず》）。

一《ひと》つ目《め》は，不安《ふあん》をやわらげ，眠《ねむ》りをもたらす「GABA《ギャバ》」という脳内《のうない》物質《ぶっしつ》のはたらきを強《つよ》める薬《くすり》です。この中《なか》には「ベンゾジアゼピン系《けい》睡眠薬《すいみんやく》」と「非《ひ》ベンゾジアゼピン系《けい》睡眠薬《すいみんやく》」という種類《しゅるい》があります。GABA《ギャバ》のはたらきを強《つよ》めるタイプの睡眠薬《すいみんやく》は，睡眠障害《すいみんしょうがい》の治療《ちりょう》で最《もっと》もよく使《つか》われるものです。

二《ふた》つ目《め》は，日本《にっぽん》では2010年《ねん》から治療《ちりょう》で使《つか》われはじめた「メラトニン受容体作動薬《じゅようたいどうさやく》（ラメルテオン）」です。メラトニン（36～37ページ）を模倣《もほう》することで眠気《ねむけ》をもたらす薬《くすり》です。

三《みっ》つ目《め》は，「オレキシン受容体《じゅようたい》拮抗薬《きっこうやく》（スボレキサント）」です。オレキシン（92～93ページ）のはたらきを邪魔《じゃま》することで眠気《ねむけ》をもたらす睡眠薬《すいみんやく》です。

このほかに，かつては「バルビツール酸系《さんけい》」および「非《ひ》バルビツール酸系《さんけい》」とよばれる睡眠薬《すいみんやく》が使《つか》われていました。しかし，副作用《ふくさよう》が強《つよ》く，服用《ふくよう》をやめるとけいれん発作《ほっさ》などのはげしい症状《しょうじょう》がみられることから，現在《げんざい》では基本的《きほんてき》には睡眠薬《すいみんやく》として使《つか》われていません。

なお，どの薬《くすり》をどのくらいの用量《ようりょう》で使《つか》うのかは，年齢《ねんれい》や症状《しょうじょう》などでことなります。また，睡眠薬《すいみんやく》を使《つか》わなくても，生活習慣《せいかつしゅうかん》や睡眠《すいみん》に対《たい》する意識《いしき》を見直《みなお》すことで問題《もんだい》が解消《かいしょう》されることもあります。睡眠《すいみん》について気《き》になることがある場合《ばあい》は，必《かなら》ず専門家《せんもんか》に相談《そうだん》しましょう。

睡眠薬の種類

GABAのはたらきを強める薬

- **ベンゾジアゼピン系睡眠薬**
  例　（ ）内は商品名
  トリアゾラム（ハルシオン）
  エチゾラム（デパス）
- **非ベンゾジアゼピン系睡眠薬**
  例　（ ）内は商品名
  ゾルピデム（マイスリー）
  ゾピクロン（アモバン）

メラトニン受容体作動薬

ラメルテオン（商品名ロゼレム）

オレキシン受容体拮抗薬

スボレキサント（商品名ベルソムラ）

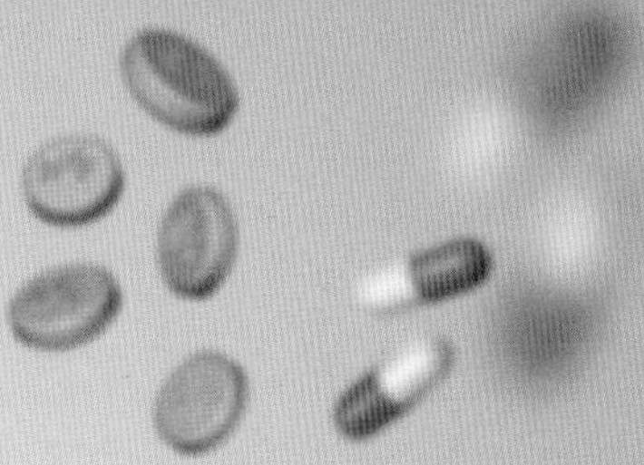

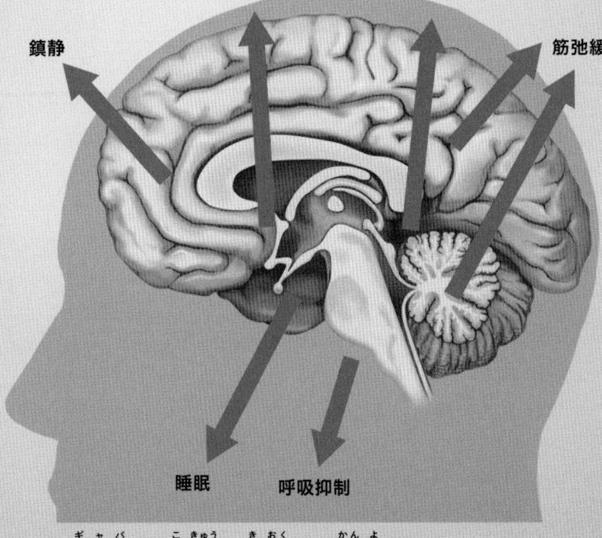

GABA《ギャバ》は呼吸《こきゅう》や記憶《きおく》にも関与《かんよ》する

GABA《ギャバ》がかかわる生理機能《せいりきのう》をえがきました。睡眠《すいみん》のほかに，呼吸抑制《こきゅうよくせい》や依存性《いぞんせい》，筋弛緩《きんしかん》などにも関与《かんよ》しています。

宮本政臣，『不眠症治療薬とQOL: MT1/MT2 受容体作動薬』，
日薬理誌（Folia Pharmacol. Jpn.）131，（2008）の図1をもとに作成。

脳《のう》を“夜《よる》モード”に変《か》える睡眠薬《すいみんやく》

「メラトニン受容体《じゅようたい》」を刺激《しげき》して眠気《ねむけ》をもたらす

夜《よる》になると「メラトニン」というホルモンが脳《のう》から全身《ぜんしん》へと放出《ほうしゅつ》されます。これによって眠《ねむ》りに入《はい》りやすくなるといわれています。

メラトニンを放出《ほうしゅつ》するように司《し》令《れい》を出《だ》しているのが，体内時計《たいないどけい》をコントロールしている，脳《のう》の「視《し》交叉上核《こうさじょうかく》」という部位《ぶい》です（右《みぎ》のイラスト）。ここには「メラトニン受容体《じゅようたい》」があり，メラトニンがくっつくことによって，メラトニンの分泌《ぶんぴつ》を調節《ちょうせつ》していると考《かんが》えられています。

このメラトニン受容体《じゅようたい》を刺激《しげき》することによって，眠《ねむ》りを引《ひ》きおこすことのできる睡眠薬《すいみんやく》「ラメルテオン（商品名《しょうひんめい》はロゼレム）」が日本《にっぽん》で開発《かいはつ》され，2010年《ねん》から治療《ちりょう》で使《つか》われるようになりました。2020年《ねん》に販売《はんばい》された「メラトニン（メラトベル）」は，小児《しょうじ》の睡眠障害《すいみんしょうがい》の改《かい》善《ぜん》のために処方《しょほう》されています。

この薬《くすり》は，脳《のう》を“夜《よる》モード”に変《か》えることができるという点《てん》が画期《かっき》的《てき》です。GABA《ギャバ》のはたらきを強《つよ》める睡眠薬《すいみんやく》は，脳全体《のうぜんたい》のはたらきを抑制《よくせい》して，強《つよ》い催眠効果《さいみんこうか》をもたらします。**それに対《たい》しラメルテオンは，メラトニン受容体《じゅようたい》だけを刺激《しげき》するため，催眠効果《さいみんこうか》は比較的《ひかくてき》弱《よわ》いものの，自然《しぜん》な眠《ねむ》りをもたらします。**副作用《ふくさよう》には個人差《こじんさ》があり，転《てん》倒《とう》や記憶障害《きおくしょうがい》などはありませんが，倦怠感《けんたいかん》や眠気《ねむけ》が残《のこ》ることがあります。したがって，「個人差《こじんさ》がありますが，副作用《ふくさよう》が少《すく》ない」といわれています。

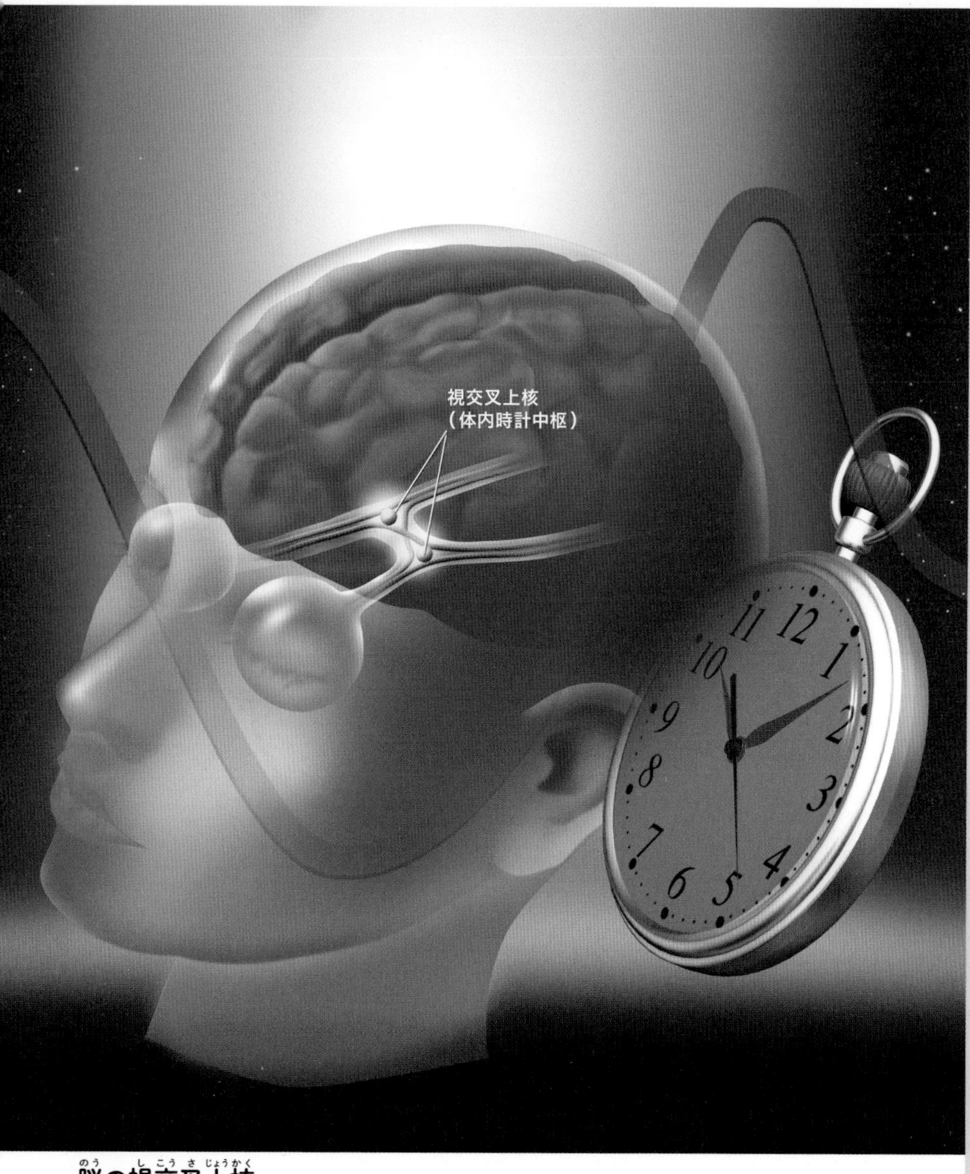

脳《のう》の視《し》交《こう》叉《さ》上《じょう》核《かく》

光《ひかり》刺激《しげき》を感知《かんち》し，メラトニンの放出《ほうしゅつ》をコントロールしています。

Column

コーヒーブレーク

ショートスリーパーには訓練《くんれん》してもなれない

1日《にち》およそ5時間以下《じかんいか》の睡眠時間《すいみんじかん》で問題《もんだい》のない人《ひと》を「ショートスリーパー」とよびますが，真《しん》のショートスリーパーは数百人《すうひゃくにん》に1人《り》以下《いか》しかおらず，きわめてまれです。逆《ぎゃく》に，毎日《まいにち》長《なg》い時間《じかん》眠《ねむ》る人《ひと》を「ロングスリーパー」とよびます。理論物理《りろんぶつり》学者《がくしゃ》のアルバート・アインシュタインは，1日《にち》10時間《じかん》ほど眠《ねむ》るロングスリーパーだったといわれています。

ショートスリーパーになるかどうかは，遺伝子《いでんし》で決《き》まると考《かんが》えられています。訓練《くんれん》でショートスリーパーになれると主張《しゅちょう》する人《ひと》もいますが，科学的《かがくてき》な根拠《こんきょ》はありません。無理《むり》に短時間睡眠《たんじかんすいみん》をつづけていると，健康《けんこう》に悪影響《あくえいきょう》が出《で》る可能性《かのうせい》があります。1日《にち》に4時間《じかん》しか眠《ねむ》らなかったといわれるフランス皇帝《こうてい》ナポレオンも，実《じつ》は日中《にっちゅう》よく居眠《いねむ》りをしていたと伝《つた》えられています。ショートスリーパーだと自称《じしょう》する人《ひと》の中《なか》には，日中《にっちゅう》に居眠《いねむ》りをして睡眠時間《すいみんじかん》を補《おぎな》っている人《ひと》も多《おお》いのです。

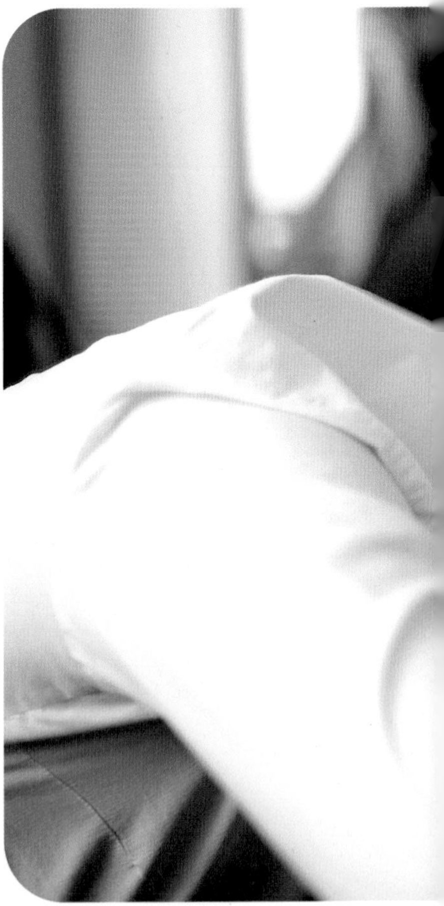

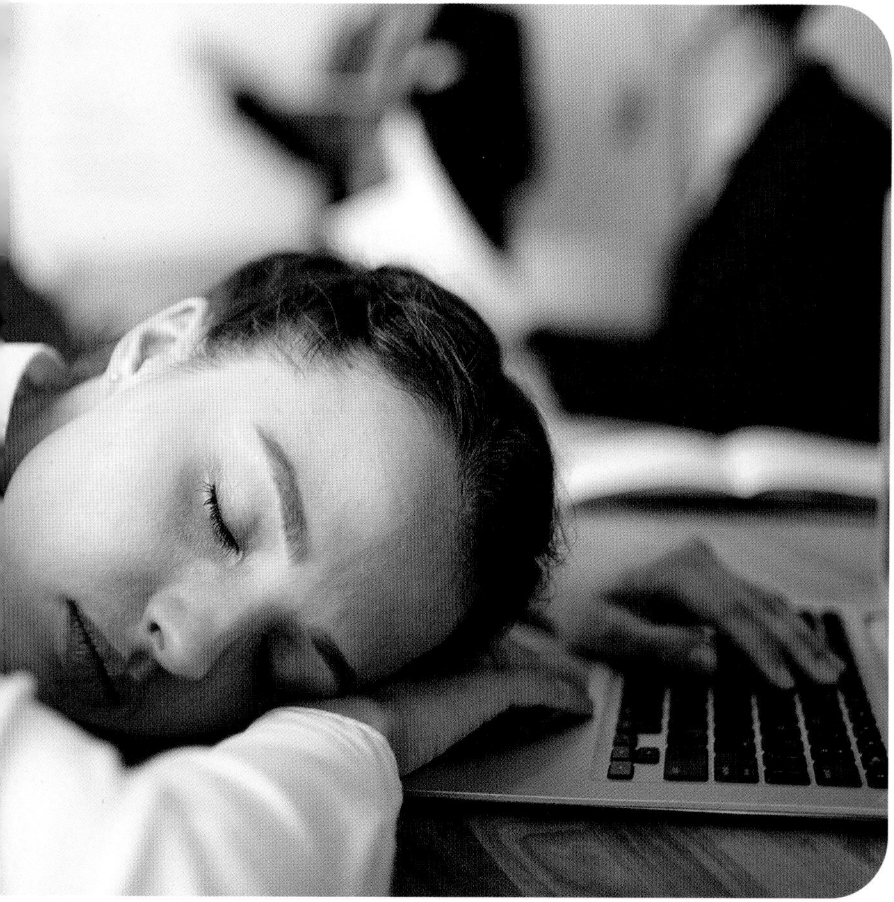

4

なぜ私《わたし》たちは夢《ゆめ》を見《み》るのか

夢《ゆめ》を見《み》ることに何《なに》か意味《いみ》はあるのか，どのようなときにどのような夢《ゆめ》を見《み》るのか，夢《ゆめ》の内容《ないよう》を精神《せいしん》医療《いりょう》に応用《おうよう》できないかなど，これまで多《おお》くの科学者《かがくしゃ》が夢《ゆめ》について研究《けんきゅう》してきました。はたして私《わたし》たちは，「夢《ゆめ》」にどこまでせまれているのでしょうか。

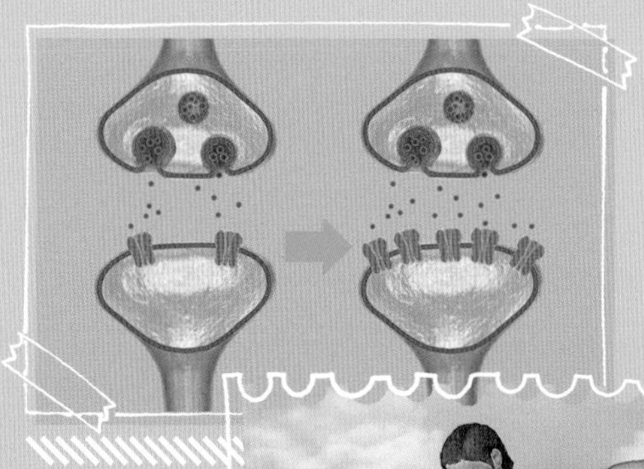
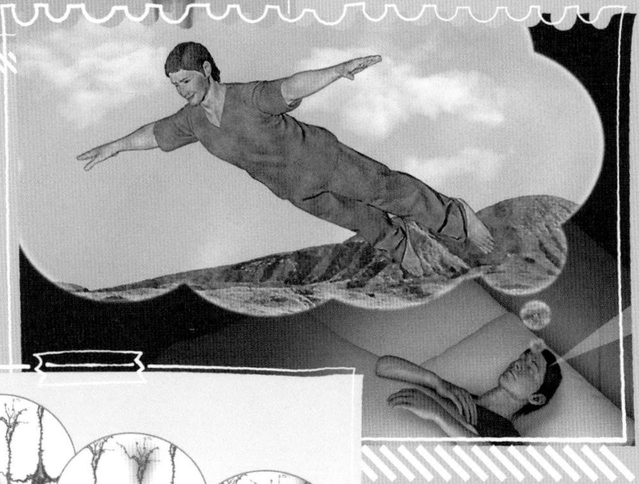
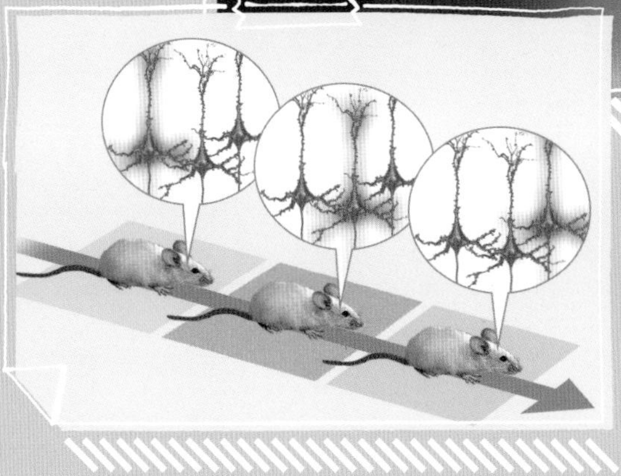

夢《ゆめ》の内容《ないよう》を『解読《かいどく》』することに成功《せいこう》

倫理面《りんりめん》への十分《じゅうぶん》な配慮《はいりょ》を行《おこな》ったうえで，夢《ゆめ》を科学《かがく》する

期待《きたい》される脳科学《のうかがく》への貢献《こうけん》

こうした研究《けんきゅう》は，「心《こころ》に思《おも》いえがくだけでロボットを操作《そうさ》する」「重《おも》い病気《びょうき》や障害《しょうがい》で意《い》思表示《しひょうじ》がむずかしい人《ひと》の心《こころ》を読《よ》み取《と》ってコミュニケーションを支援《しえん》する」といったことを可能《かのう》にする，「ブレイン・マシン・インターフェース」とよばれる技術《ぎじゅつ》への応用《おうよう》が期《き》待《たい》されています。

夢《ゆめ》を解読《かいどく》する実験《じっけん》

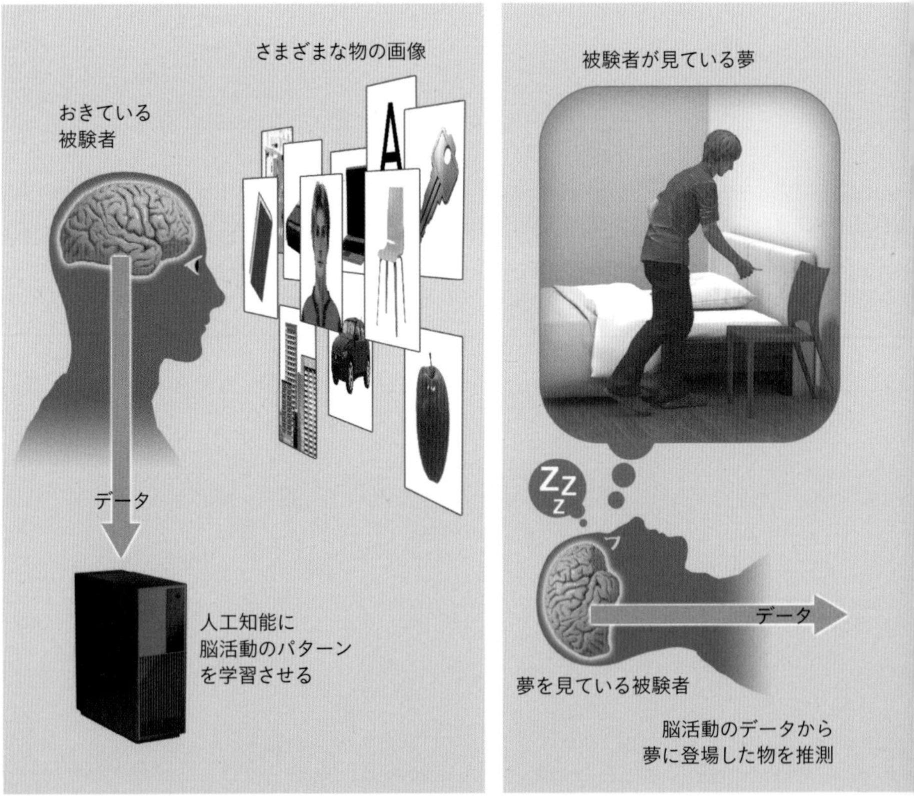

京《きょう》都《と》大学《だいがく》の研究《けんきゅう》チームは，3人《にん》の被験者《ひけんしゃ》を対象《たいしょう》に，**夢《ゆめ》の内容《ないよう》を脳科学《のうかがく》と人工知能《じんこうちのう》を駆使《くし》して外部《がいぶ》から読《よ》み取《と》る実験《じっけん》を行《おこな》いました。**

まず，脳波《のうは》を計測《けいそく》しながら，被験《ひけん》者《しゃ》に眠《ねむ》ってもらいます。夢《ゆめ》を見《み》ていると考《かんが》えられる脳波《のうは》があらわれたらおこし，直前《ちょくぜん》までどんな夢《ゆめ》を見《み》ていたか聞《き》き取《と》ります。この作業《さぎょう》を一人《ひとり》につき約《やく》200回《かい》くりかえし，それらの夢《ゆめ》に出《で》てきたさまざまな単語《たんご》を，被験者《ひけんしゃ》ごとに約《やく》20項目《こうもく》に分類《ぶんるい》しました。次《つぎ》に，各々《おのおの》20項目《こうもく》の物体《ぶったい》の写《しゃ》真《しん》をおきている被験者《ひけんしゃ》に見《み》てもらい，そのときの脳《のう》の活動《かつどう》をfMRI（機能的《きのうてき》磁気共鳴断層撮影装置《じききょうめいだんそうさつえいそうち》）という装置《そうち》で計測《けいそく》しました。fMRIは脳内《のうない》の血流《けつりゅう》を読《よ》み取《と》って，どの部位《ぶい》が活発《かっぱつ》にはたらいているかを観察《かんさつ》する装置《そうち》で，近年《きんねん》の脳研究《のうけんきゅう》でよく活用《かつよう》されている装置《そうち》です。こうして得《え》られたデータから，ある物体《ぶったい》を見《み》ているときにどんな脳活動《のうかつどう》が生《しょう》じるかを人工知能《じんこうちのう》に学習《がくしゅう》させました。

これらの研究成果《けんきゅうせいか》は2013年《ねん》，科学《かがく》誌《し》『Science《サイエンス》』に掲載《けいさい》され，世界的《せかいてき》に大《おお》きな注目《ちゅうもく》を集《あつ》めました。

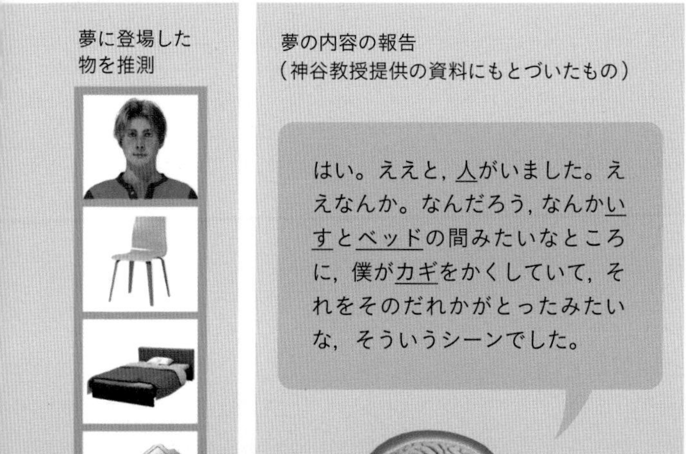

京《きょう》都《と》大《だい》学《がく》の研《けん》究《きゅう》チームが行《おこな》った，夢《ゆめ》を解読《かいどく》する実験《じっけん》の手順《てじゅん》です。まず，被験者《ひけんしゃ》がおきている状態《じょうたい》で，何《なに》を見《み》ているときにどんな脳活動《のうかつどう》のパターンが生《しょう》じるかをfMRIで計測《けいそく》し，そのデータを人《じん》工知能《こうちのう》に学習《がくしゅう》させます（左《ひだり》）。次《つぎ》に，夢《ゆめ》を見《み》ていると思《おも》われる被験者《ひけんしゃ》の脳活動《のうかつどう》をfMRIで計測《けいそく》し，そのデータから夢《ゆめ》に何《なに》が出《で》てきたかを人工《じんこう》知能《ちのう》に推測《すいそく》させます（中央《ちゅうおう》）。一方《いっぽう》，fMRIの計測直後《けいそくちょくご》に被《ひ》験者《けんしゃ》をおこし，夢《ゆめ》の内容《ないよう》を報告《ほうこく》させます（右《みぎ》）。人工知《じんこうち》能《のう》は，特定《とくてい》の物《もの》が被験者《ひけんしゃ》の夢《ゆめ》に出《で》てきたかどうかを高《たか》い確率《かくりつ》で的中《てきちゅう》させることができました。

私《わたし》たちはいつ，どのような夢《ゆめ》を見《み》るのか

レム睡眠《すいみん》とノンレム睡眠《すいみん》では見《み》る夢《ゆめ》の傾向《けいこう》にちがいがある

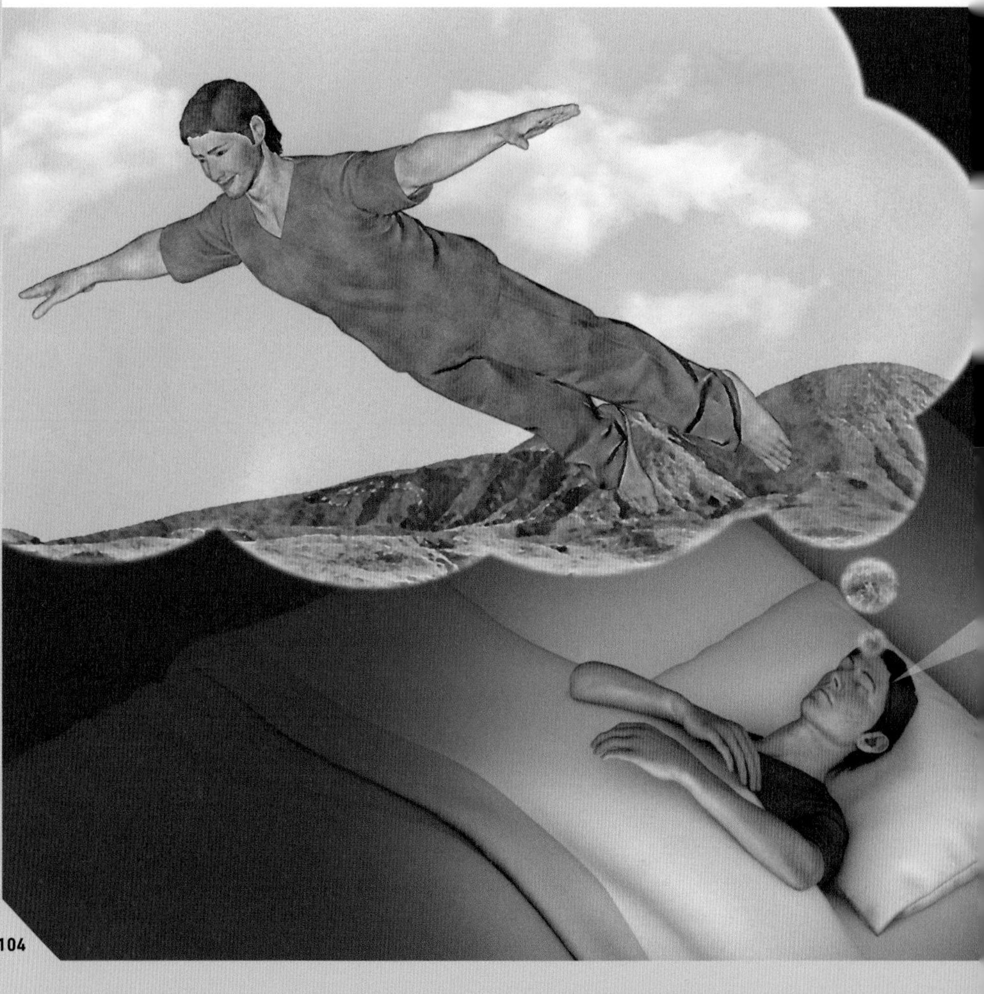

夢《ゆめ》の内容《ないよう》は，本人以外《ほんにんいがい》には知《し》ることはできず，本人《ほんにん》も目覚《めざ》めたあとすぐ忘《わす》れることが多《おお》いため，科学的《かがくてき》な研究《けんきゅう》がむずかしい対象《たいしょう》でした。**現在《げんざい》では，脳科学《のうかがく》などの進展《しんてん》によって夢《ゆめ》のメカニズムについて多《おお》くのことがわかってきました。**

私《わたし》たちの眠《ねむ》りには「レム睡眠《すいみん》」と「ノンレム睡眠《すいみん》」という2種類《しゅるい》の状態《じょうたい》があります。ノンレム睡眠《すいみん》とそれにつづくレム睡眠《すいみん》の1サイクルは90分程度《ぶんていど》で，これが一晩《ひとばん》に4～5回《かい》ほどくりかえされ，朝《あさ》の目覚《めざ》めをむかえます。

ノンレム睡眠中《すいみんちゅう》は，脳《のう》がいっせいに休息《きゅうそく》していると考《かんが》えられています。一方《いっぽう》，レム睡眠《すいみん》の脳波《のうは》は，頭《あたま》は目覚《めざ》めているのに体《からだ》は眠《ねむ》っているような状態《じょうたい》だといえます。**一見《いっけん》ただ寝《ね》ているだけにみえる一晩《ひとばん》の眠《ねむ》りには，レム睡眠《すいみん》とノンレム睡眠《すいみん》という，まったくことなる状態《じょうたい》が混在《こんざい》しているのです。**

眠《ねむ》っている人《ひと》をレム睡眠《すいみん》の最中《さいちゅう》におこすと，ほとんどの場合《ばあい》「夢《ゆめ》を見《み》ていた」と話《はな》すことから，夢《ゆめ》はレム睡眠《すいみん》で見《み》るものだと考《かんが》えられてきました。しかし，その後《ご》の研究《けんきゅう》でノンレム睡眠《すいみん》においても，頻度《ひんど》は少《すく》ないながら夢《ゆめ》を見《み》ることが明《あき》らかになっており，両者《りょうしゃ》の夢《ゆめ》の内容《ないよう》は傾向《けいこう》にちがいがあることが指摘《してき》されています。**レム睡眠《すいみん》での夢《ゆめ》は，比較的明確《ひかくてきめいかい》なストーリーや喜怒哀楽《きどあいらく》などの感情《かんじょう》がともない，空《そら》を飛《と》ぶなど奇妙《きみょう》な内容《ないよう》であることが多《おお》く，ノンレム睡眠中《すいみんちゅう》の夢《ゆめ》は，ぼんやりとした風景《ふうけい》や抽象的《ちゅうしょうてき》な考《かんが》えごとなど，漠然《ばくぜん》とした内容《ないよう》であることが多《おお》いといわれています。**

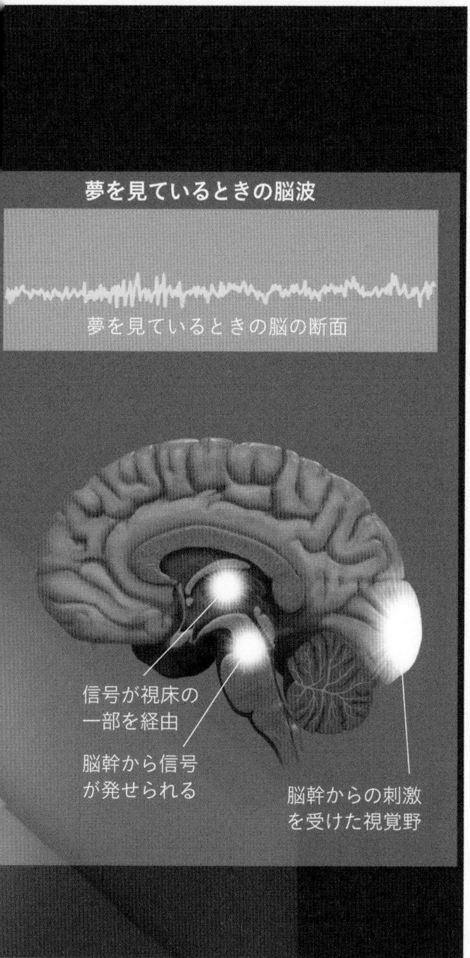

レム睡眠中《すいみんちゅう》に空《そら》を飛《と》ぶ夢《ゆめ》を見《み》ているようすをえがきました。浅《あさ》い眠《ねむ》りである「レム睡眠《すいみん》」では，目覚《めざ》めているときの脳波《のうは》に似《に》た，振幅《しんぷく》の小《ち》さな脳波《のうは》が計測《けいそく》され，比較的鮮明《ひかくてきせんめい》な夢《ゆめ》を見《み》ます。脳《のう》の奥深《おくふか》くにある「脳幹《のうかん》」が発《はっ》する信号《しんごう》が，高度《こうど》な脳機能《のうきのう》をになっている「大脳皮質《だいのうひしつ》」などを刺激《しげき》して，夢《ゆめ》が生《しょう》じると考《かんが》えられています。レム睡眠中《すいみんちゅう》は，理性《りせい》をつかさどる脳《のう》の部位《ぶい》の活動《かつどう》が不完全《ふかんぜん》であることなどから，現実的《げんじつてき》でない奇妙《きみょう》な内容《ないよう》の夢《ゆめ》を見《み》ることも多《おお》いといいます。なお，近年《きんねん》は脳幹《のうかん》からの信号《しんごう》とは無関係《むかんけい》に夢《ゆめ》が生《しょう》じるとする説《せつ》もあります。

［脳波の出典：Rechtschaffen & Kales,1968］

なぜ私たちは夢を見るのか

脳《のう》はどうやって夢《ゆめ》を生《う》みだすのか

脳《のう》の奥深《おくふか》くから発《はっ》せられる信号《しんごう》に注目《ちゅうもく》する

睡《すい》眠中《みんちゅう》の脳《のう》では，睡眠《すいみん》が深《ふか》くなるにつれて，奥深《おくふか》くにある「脳幹《のうかん》」が大脳皮質《だいのうひしつ》を刺激《しげき》する持続的《じぞくてき》な信号《しんごう》を出《だ》すようになります。このため，大脳皮質《だいのうひしつ》は目覚《めざ》めているときに近《ちか》い状態《じょうたい》になり，レム睡眠《すいみん》がはじまります。**大脳皮質《だいのうひしつ》の活動状態《かつどうじょうたい》は部位《ぶい》によってことなりますが，視覚野《しかくや》など一部《いちぶ》の部位《ぶい》は，おきているときより活発《かっぱつ》になることも多《おお》いようです。ただし，理《り》性《せい》をになう「前頭前野《ぜんとうぜんや》」をはじめ，各部位《かくぶい》がきちんと連携《れんけい》していないので，合理的《ごうりてき》な判断《はんだん》などはできません。**

さらに，レム睡眠中《すいみんちゅう》，「PGO波《は》」とよばれるランダムな刺激《しげき》が，脳《のう》幹《かん》から断続的《だんぞくてき》に発生《はっせい》します。このPGO波《は》によって，記憶《きおく》が保存《ほぞん》されている部位《ぶい》が活性化《かっせいか》されることで，過去《かこ》の思《おも》い出《で》が視覚野《しかくや》で映像《えいぞう》となって夢《ゆめ》の中《なか》にあらわれると考《かんが》えられます。

PGO波《は》という強《つよ》い刺激《しげき》により，レム睡眠中《すいみんちゅう》の夢《ゆめ》は鮮明《せんめい》かつ複雑《ふくざつ》な内容《ないよう》になると考《かんが》えられます。しかし，脳幹《のうかん》からの信号《しんごう》がなくても夢《ゆめ》を見《み》ることはあり，ノンレム睡眠《すいみん》中《ちゅう》でも脳内《のうない》ではさまざまなイメージが生《しょう》じているようです。

なお，脳幹《のうかん》を損傷《そんしょう》した患者《かんじゃ》でも夢《ゆめ》を見《み》ることがあるとする報告《ほうこく》などから，近年《きんねん》では「そもそも脳幹《のうかん》からの信号《しんごう》とは無関係《むかんけい》に夢《ゆめ》が生《しょう》じている」という説《せつ》も出《で》てきています。また，レム睡眠《すいみん》かノンレム睡《すい》眠《みん》かにかかわらず，夢《ゆめ》を見《み》ているときには，脳《のう》の特定部位《とくていぶい》に共通《きょうつう》した活動《かつどう》がみられた，という研究《けんきゅう》もあります。**夢《ゆめ》が生《しょう》じるメカニズムについては現在《げんざい》もさまざまな意見《いけん》があり，研究者《けんきゅうしゃ》のあいだで議論《ぎろん》がつづいています。**

なお，レム睡眠中《すいみんちゅう》は理性《りせい》をつかさどる前頭前野《ぜんとうぜんや》の活動《かつどう》が不完全《ふかんぜん》なことなどから，レム睡眠中《すいみんちゅう》の夢《ゆめ》は現実的《げんじつてき》でない内容《ないよう》になりやすいといわれています。

夢《ゆめ》に関係《かんけい》する脳《のう》の部位《ぶい》

脳の断面

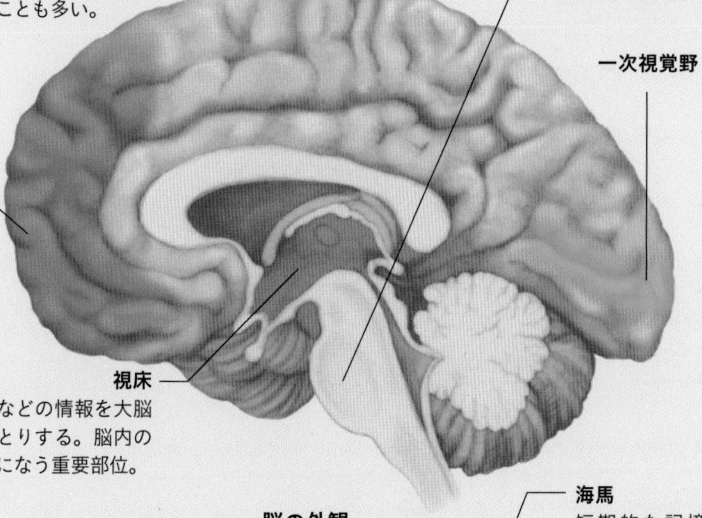

脳の外観

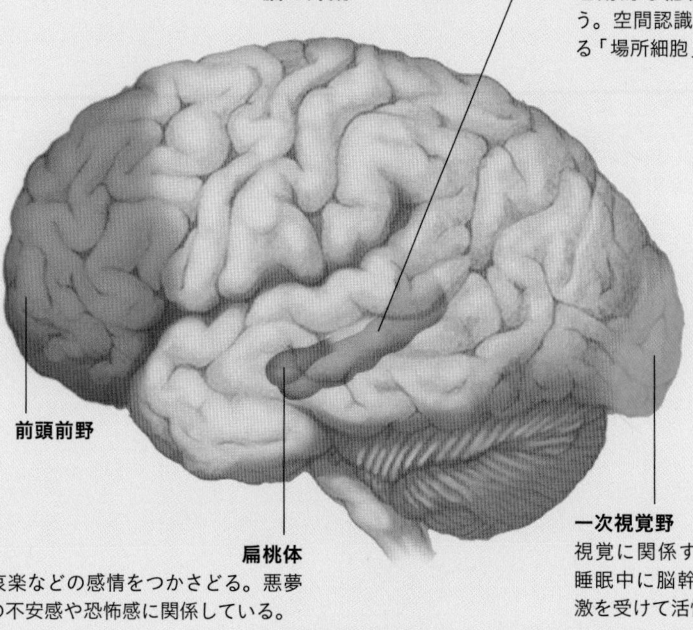

大脳《だいのう》の表面《ひょうめん》には厚《あつ》さ数《すう》ミリメートルの「大脳皮質《だいのうひしつ》」が広《ひろ》がり，知覚《ちかく》・思考《しこう》・記憶《きおく》など高度《こうど》な機能《きのう》をになっています。脳《のう》の奥深《おくふか》くには，生命維持《せいめいいじ》に必須《ひっす》の「脳幹《のうかん》」などの部位《ぶい》があり，レム睡眠《すいみん》中《ちゅう》，脳幹《のうかん》から発《はっ》せられた信号《しんごう》が，大脳皮質《だいのうひしつ》などを刺激《しげき》して活動《かつどう》を上昇《じょうしょう》させると考《かんが》えられています。

なぜ私たちは夢を見るのか

夢《ゆめ》の内容《ないよう》に意味《いみ》はあるのだろうか

夢《ゆめ》を科学的《かがくてき》に解説《かいせつ》しようとしたフロイトとユング

夢《ゆめ》といえば，オーストリアの精神科医《せいしんかい》，ジークムント・フロイト（1856 ～ 1939）が創始《そうし》した「夢分析《ゆめぶんせき》」が有名《ゆうめい》です。また，フロイトに大《おお》きな影響《えいきょう》を受《う》けつつも，のちに考《かんが》えの相違《そうい》からフロイトと訣別《けつべつ》したスイスの精神科医《せいしんかい》，カール・グスタフ・ユング（1875 ～ 1961）も，フロイトとはことなる夢分析《ゆめぶんせき》を行《おこな》ったことで知《し》られます。

フロイトは，人間《にんげん》が抱《かか》える「無意識《むいしき》」には，本人《ほんにん》も気《き》づいていない欲求《よっきゅう》がひそんでおり，それが形《かたち》を変《か》えて夢《ゆめ》にあらわれてくるという説《せつ》をとなえました。とりわけ性的《せいてき》な欲求《よっきゅう》に着目《ちゃくもく》し，「空《そら》を飛《と》ぶ夢《ゆめ》は性的興奮《せいてきこうふん》を象徴《しょうちょう》している」など，独自《どくじ》の理論《りろん》を展開《てんかい》しました。当時《とうじ》，夢《ゆめ》の分析《ぶんせき》を通《つう》じて人間《にんげん》の無意識《むいしき》へアプローチするという斬新《ざんしん》な手法《しゅほう》は反響《はんきょう》をよび，のちの研究《けんきゅう》に影響《えいきょう》をおよぼしましたが，フロイトの理論《りろん》は具体的《ぐたいてき》な根拠《こんきょ》をもって実証《じっしょう》されているわけではなく，現代《げんだい》の科学研究《かがくけんきゅう》と同列《どうれつ》にあつかうことは無理《むり》でしょう。実際《じっさい》，潜在的《せんざいてき》な願望《がんぼう》や，性的欲求《せいてきよっきゅう》はさほど夢《ゆめ》に出《で》てこないことが実験的《じっけんてき》に確《たし》かめられているといいます。

一方《いっぽう》，ユングは，無意識《むいしき》のさらに奥底《おくそこ》に民族《みんぞく》や人類全体《じんるいぜんたい》に共通《きょうつう》する「集合的無意識《しゅうごうてきむいしき》」が存在《そんざい》するとしたうえで，それらが世界各地《せかいかくち》の神話《しんわ》や伝承《でんしょう》にあらわれているほか，人々《ひとびと》が見《み》る夢《ゆめ》の内容《ないよう》にも関係《かんけい》していると考《かんが》えました。ユングの学説《がくせつ》は，社会《しゃかい》や文化《ぶんか》をめぐるさまざまな学問分野《がくもんぶんや》にも影響《えいきょう》をあたえています。

現在《げんざい》では疑似科学《ぎじかがく》と批判《ひはん》されるフロイトとユングの説《せつ》ですが，二人《ふたり》の学説《がくせつ》の一部《いちぶ》は近年《きんねん》，あらためて見直《みなお》されています。いずれにせよ現代《げんだい》では，夢《ゆめ》も進化《しんか》の過程《かてい》で環境《かんきょう》に適応《てきおう》して獲得《かくとく》されたしくみの一《ひと》つであり，生存《せいぞん》のうえで何《なに》かの役《やく》に立《た》っているという考《かんが》え方《かた》が一般的《いっぱんてき》です。

夢分析《ゆめぶんせき》を行《おこな》ったフロイトとユング

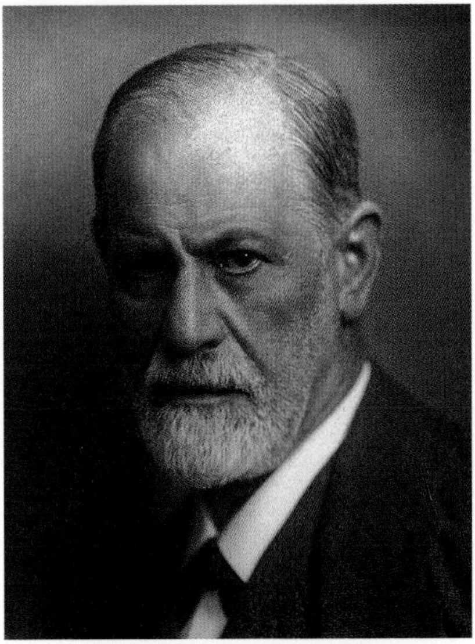

ジークムント・フロイト
（1856 ～ 1939）

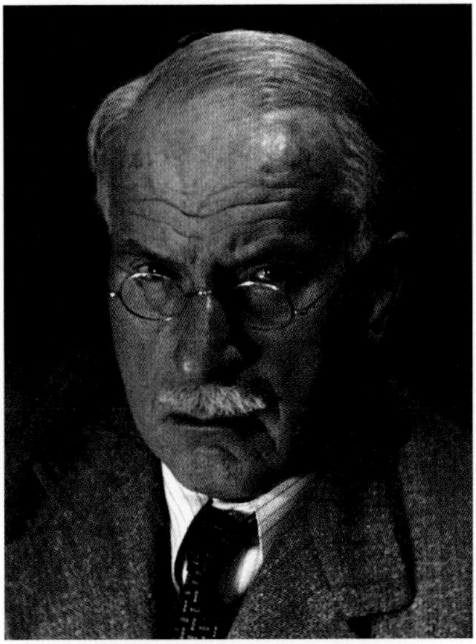

カール・グスタフ・ユング
（1875 ～ 1961）

1856年	フロイト，モラビア（現在のチェコ）で生まれる
1875年	ユング，スイスで生まれる
1881年	フロイト，オーストリアのウィーン大学医学部を卒業
1899年	フロイト，著作『夢判断』を発表
1900年	ユング，スイスのバーゼル大学医学部を卒業
1907年	フロイトとユングが出会う
1910年	フロイト，「国際精神分析学会」を設立。初代会長はユングが務める
1913年	フロイトとユングが意見の相違から訣別
1916年	ユング，『分析心理学』を提唱
1939年	フロイト，死去
1948年	ユング，スイス・チューリヒに「ユング研究所」を設立
1961年	ユング，死去

私《わたし》たちは何《なん》のために夢《ゆめ》を見《み》るのか

夢《ゆめ》を見《み》ることには有益《ゆうえき》な効果《こうか》があると知《し》る一方《いっぽう》，無益《むえき》との指摘《してき》も

私《わたし》たちが見《み》る夢《ゆめ》は，何《なに》かの役《やく》に立《た》っているのでしょうか。これまでに多《おお》くの説《せつ》が提唱《ていしょう》されていますが，研究者《けんきゅうしゃ》の間《あいだ》で一致《いっち》した結論《けつろん》は得《え》られていません。睡眠《すいみん》が生存《せいぞん》にとって必須《ひっす》であることははっきりしていますが，夢《ゆめ》を見《み》ないとどんな支障《ししょう》があるのかなどは明《あき》らかではありません。

代表的《だいひょうてき》な考《かんが》え方《かた》によると，夢《ゆめ》は記憶《きおく》の整理《せいり》と定着《ていちゃく》に役立《やくだ》っているといいます。少《すく》なくとも，睡眠《すいみん》が記憶《きおく》の固定《こてい》に重要《じゅうよう》であることは定説《ていせつ》となっていますが，学習中《がくしゅうちゅう》と同《おな》じ脳《のう》の部位《ぶい》が，睡眠中《すいみんちゅう》でも活性化《かっせいか》すること，学習後《がくしゅうご》の睡眠《すいみん》を制限《せいげん》すると記憶《きおく》の固定《こてい》に支障《ししょう》が出《で》ることなどが，さまざまな実験《じっけん》によって示《しめ》されているのです。**ただし，そこに夢《ゆめ》がどうかかわっているのかはよくわかっていません。**

夢《ゆめ》は感情《かんじょう》の安定《あんてい》に役立《やくだ》っているという説《せつ》，現実《げんじつ》で想定《そうてい》される脅威《きょうい》を夢《ゆめ》の中《なか》でシミュレーションしているという説《せつ》など，さまざまな意見《いけん》があります。もちろん正解《せいかい》が一《ひと》つとは限《かぎ》りません。**それに対《たい》して，夢《ゆめ》は脳幹《のうかん》がランダムに発《はっ》するPGO波《は》にともなって生《しょう》じた無意味《むいみ》なもので，とくに何《なん》の役《やく》にも立《た》っていない，という考《かんが》え方《かた》もあります。**

なお，夢《ゆめ》の内容《ないよう》は多《おお》くの場合《ばあい》，目覚《めざ》めたときには，もう覚《おぼ》えていないか，その後《ご》しばらくすると忘《わす》れてしまいますが，これは，一時的《いちじてき》な情報《じょうほう》を長期的《ちょうきてき》な記憶《きおく》として固定《こてい》する脳《のう》の機能《きのう》が，夢《ゆめ》の内容《ないよう》に対《たい》しては，はたらかないからだと考《かんが》えられています。

記憶《きおく》の固定《こてい》に関連《かんれん》して，脳内《のうない》で生《しょう》じる神経回路《しんけいかいろ》の「リプレイ」という現象《げんしょう》は興味深《きょうみぶか》い現象《げんしょう》です。「海馬《かいば》」には「場所細胞《ばしょさいぼう》」があり，場所《ばしょ》（空間《くうかん》）についての記憶《きおく》をになっているとされています。マウスやラットの脳内《のうない》では，行動後《こうどうご》の休息《きゅうそく》や睡眠《すいみん》の際《さい》に，行動中《こうどうちゅう》と同《おな》じ順序《じゅんじょ》で場所細胞《ばしょさいぼう》が活性化《かっせいか》することが知《し》られているのです。

睡眠中《すいみんちゅう》に“再生《さいせい》”される脳活動《のうかつどう》

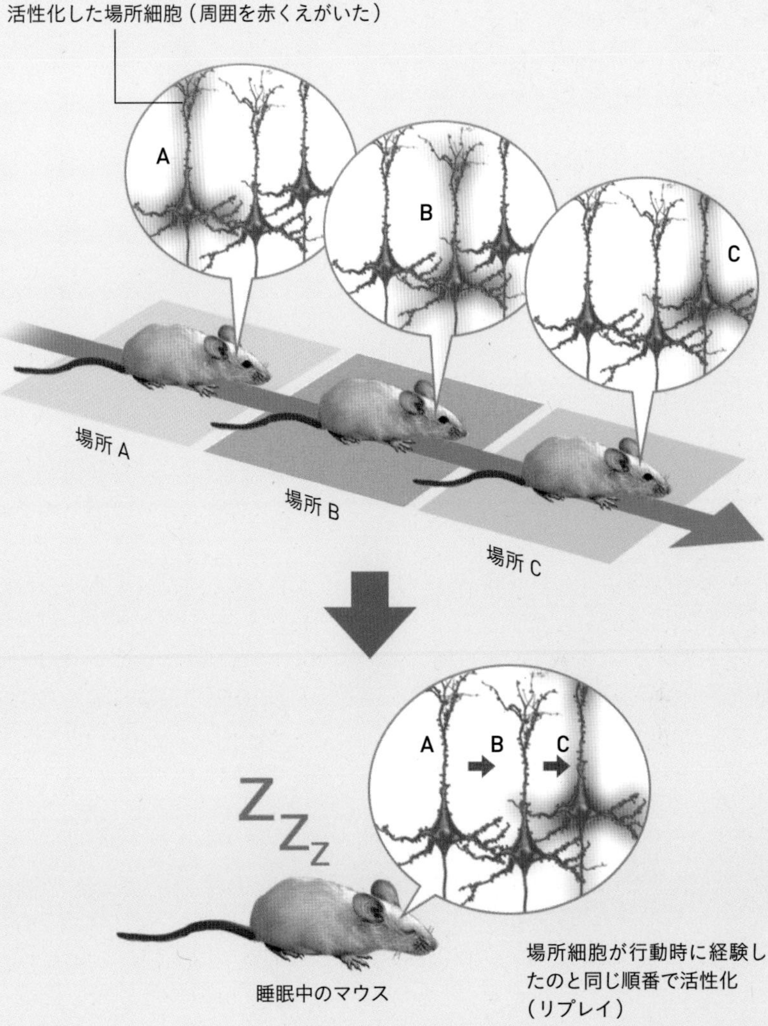

脳《のう》の「海馬《かいば》」という部位《ぶい》には，特定《とくてい》の場所《ばしょ》に対応《たいおう》して活性化《かっせいか》する「場所細胞《ばしょさいぼう》」とよばれるニューロン（神経細胞《しんけいさいぼう》）があります。たとえば，イラストのように場所《ばしょ》A→場所《ばしょ》B→場所《ばしょ》Cの順《じゅん》に移動《いどう》すると，その場所《ばしょ》に対応《たいおう》した場所細胞《ばしょさいぼう》が順番《じゅんばん》に活性化《かっせいか》します。マウスやラットの実験《じっけん》では，行動後《こうどうご》の睡眠中《すいみんちゅう》や休息中《きゅうそくちゅう》に，行動時《こうどうじ》に経験《けいけん》したのと同《おな》じ順番《じゅんばん》で，場所細胞《ばしょさいぼう》の活《かつ》動《どう》がリプレイされることが知《し》られており，記憶《きおく》の固定《こてい》に関係《かんけい》していると考《かんが》えられています。

なぜ私たちは夢を見るのか

いまだ夢《ゆめ》は深《ふか》い謎《なぞ》に包《つつ》まれている

研究《けんきゅう》は着実《ちゃくじつ》に進《すす》んでいるが，夢《ゆめ》のすべてを明解《めいかい》に説明《せつめい》できる日《ひ》はくるのだろうか

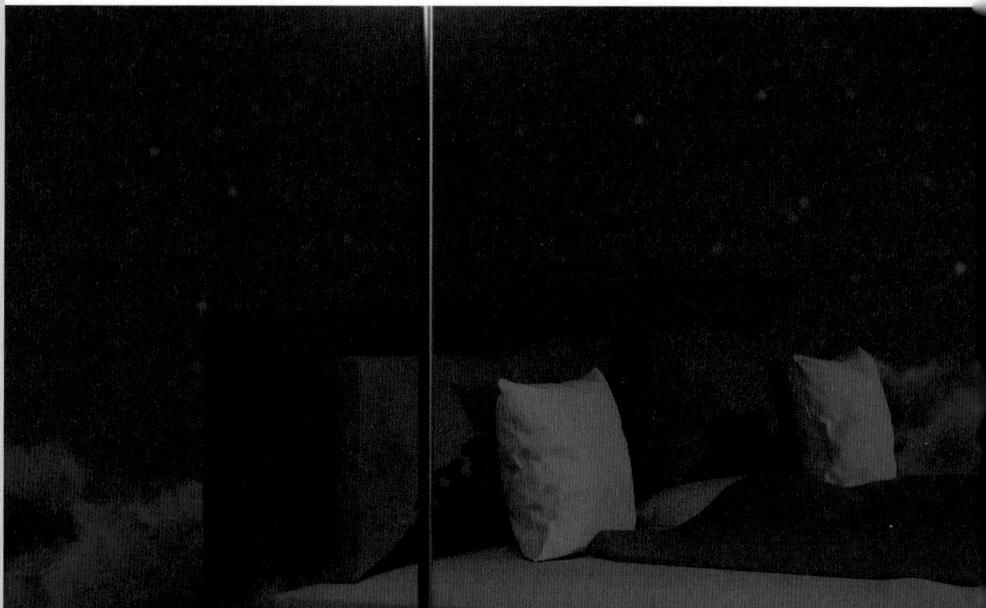

夢《ゆめ》の研究《けんきゅう》をめぐっては，「何《なに》をもって，被験者《ひけんしゃ》が夢《ゆめ》を見《み》ていると判断《はんだん》するのか」という，根本的《こんぽんてき》な課題《かだい》があります。

この本《ほん》で紹介《しょうかい》した夢《ゆめ》の研究《けんきゅう》も，多《おお》くは，「レム睡眠《すいみん》＝夢《ゆめ》を見《み》ている状《じょう》態《たい》」と位置《いち》づけ，脳活動《のうかつどう》を調《しら》べるなどしたものです。しかし，先《さき》にのべた通《とお》り，レム睡眠《すいみん》とノンレム睡眠《すいみん》のいずれでも夢《ゆめ》を見《み》ることがわかってきました。また，動物実験《どうぶつじっけん》では，ほんとうにレム睡眠《すいみん》で夢《ゆめ》を見《み》ているか確認《かくにん》できません。ここに夢《ゆめ》の研究《けんきゅう》のむずかしさがあるといえます。**最近《さいきん》では，レム睡眠《すいみん》かノンレム睡眠《すいみん》かという区《く》分《わ》けと，夢《ゆめ》という現象《げんしょう》を分《わ》けて考《かんが》えるべきだとする研究者《けんきゅうしゃ》も多《おお》くなってきているようです。**

夢《ゆめ》の研究《けんきゅう》は着実《ちゃくじつ》に進展《しんてん》していますが，さまざまな現象《げんしょう》を整合性《せいごうせい》をもって説明《せつめい》できる，全体像《ぜんたいぞう》の解明《かいめい》には至《いた》っていません。いまだ多《おお》くの謎《なぞ》が残《のこ》されているからこそ，研究者《けんきゅうしゃ》たちの興味《きょうみ》をかき立《た》てる対象《たいしょう》でもあるのです。読者《どくしゃ》の皆《みな》さんも，次《つぎ》に夢《ゆめ》を見《み》たら，いったい脳《のう》のなかで何《なに》がおきているのか，思《おも》いをめぐらせてみてはいかがでしょうか。

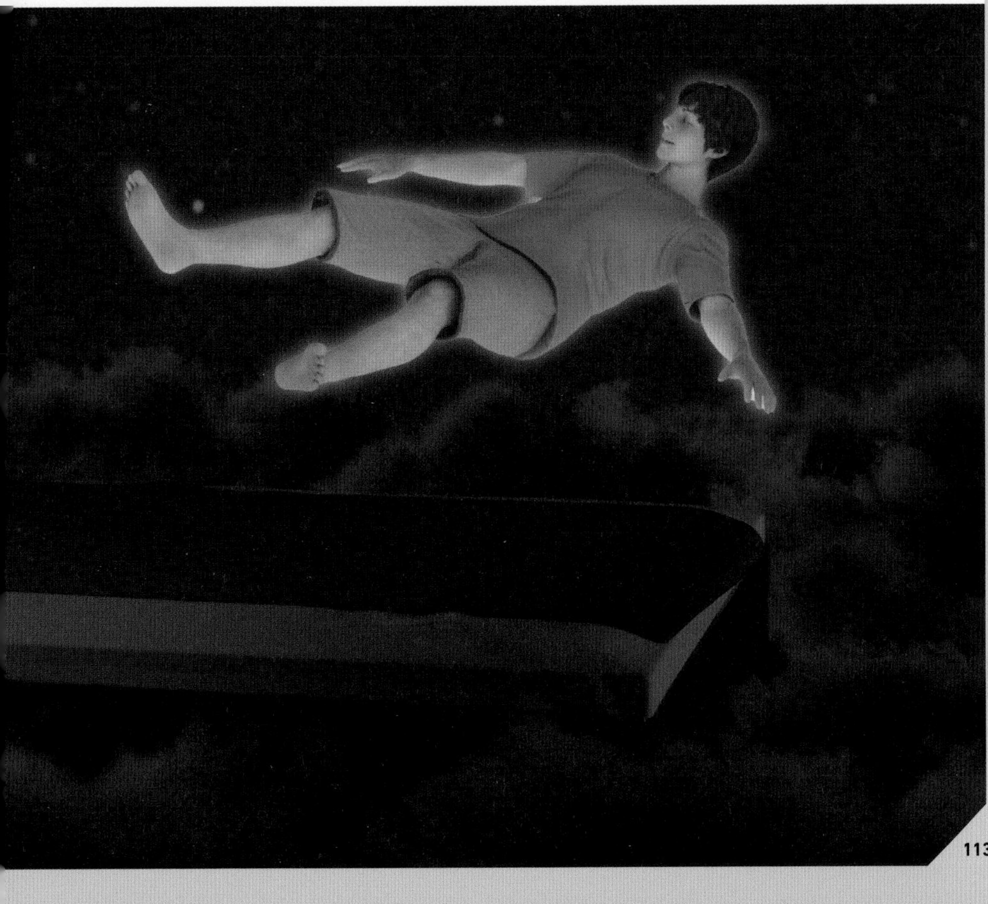

なぜ私たちは夢を見るのか

睡眠《すいみん》によって記憶《きおく》が整理《せいり》されるしくみ

脳内《のうない》の神経細胞《しんけいさいぼう》であるニューロンが果《は》たす大《おお》きな役割《やくわり》

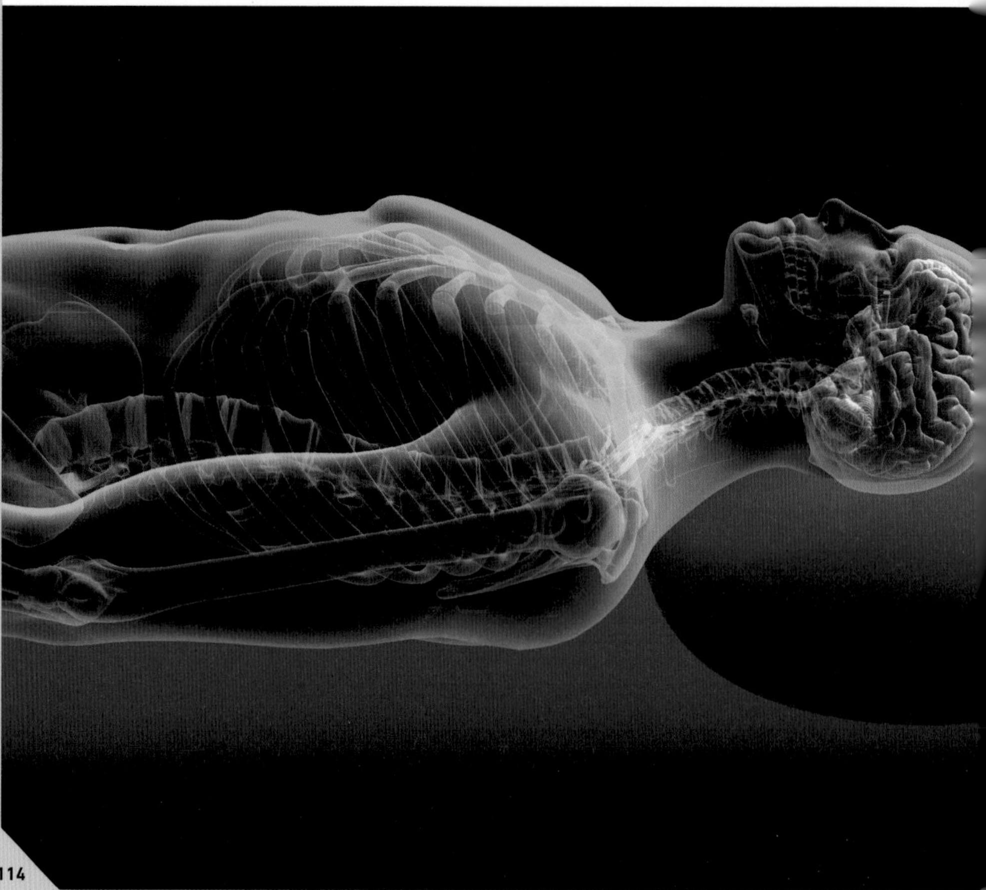

なぜ，生物《せいぶつ》は眠《ね》るのでしょうか。この疑問《ぎもん》の明確《めいかく》な答《こた》えは得《え》られていませんが，記憶《きおく》との関係《かんけい》についての研究《けんきゅう》が進《すす》んでいます。

睡眠中《すいみんちゅう》には，脳《のう》の神経細胞《しんけいさいぼう》（ニューロン）どうしのつながりが強《つよ》まる現象《げんしょう》がくりかえしおきます。このとき，「リップル」という脳波《のうは》が発生《はっせい》することが知《し》られています。**睡眠《すいみん》によってニューロンどうしのつながりが強《つよ》められ，記憶《きおく》の定着《ていちゃく》がうながされるのです。**

一方《いっぽう》で，睡眠《すいみん》は記憶《きおく》の消去《しょうきょ》もうながすといいます。しかし，睡眠《すいみん》がニューロンのつながりを弱《よわ》めるしくみは謎《なぞ》でした。

東京大学大学院薬学系《とうきょうだいがくだいがくいんやくがくけい》の研究室《けんきゅうしつ》では，マウスを使《つか》った実験《じっけん》で，記憶《きおく》の消去《しょうきょ》にも睡眠中《すいみんちゅう》のリップルが関係《かんけい》することを明《あき》らかにしました。**つまり，リップルを発生《はっせい》させるようなニューロンの活動《かつどう》が，記憶《きおく》の定着《ていちゃく》をひきおこしながら，記憶《きおく》の選択的《せんたくてき》な消去《しょうきょ》も行《おこな》うという“一人二役《ひとりふたやく》”をにない，脳内《のうない》の記憶《きおく》を整理《せいり》していることが明《あき》らかとなったのです。**

ニューロンの接合部《せつごうぶ》は「シナプス」とよばれています。シナプスのつながりが強《つよ》くなり，それが数時間程度《すうじかんていど》つづく現象《げんしょう》は，「長期増強《ちょうきぞうきょう》（LTP）」とよばれます。

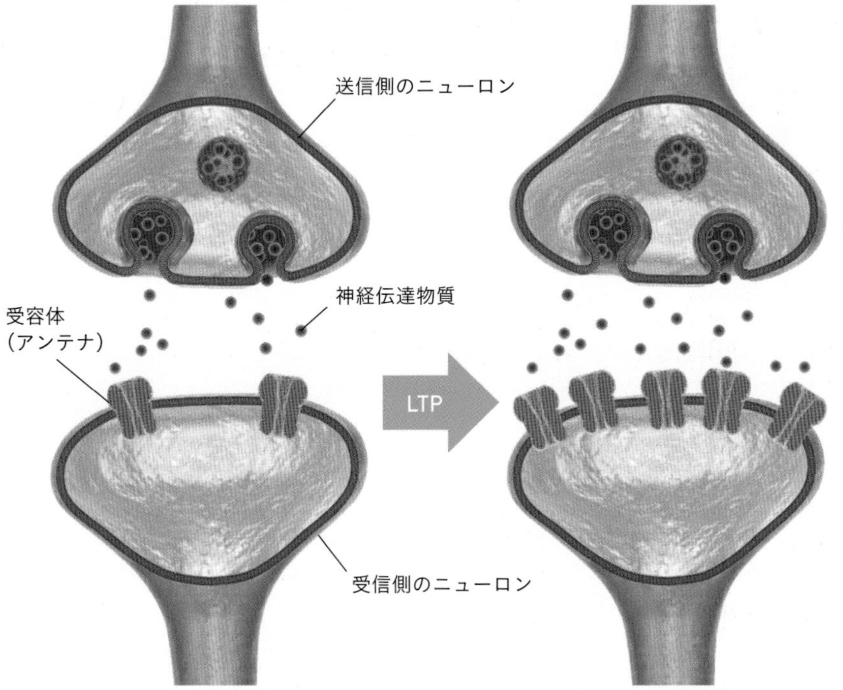

LTPがおこる前後《ぜんご》のシナプスのようすをえがきました。LTPの前《まえ》（左《ひだり》）にくらべて，LTPのあと（右《みぎ》）では，神経伝達物質《しんけいでんたつぶっしつ》を受《う》け取《と》る受容体《じゅようたい》の数《かず》が多《おお》くなっています。LTPがくりかえされることで，記憶《きおく》は定着《ていちゃく》するのです。

Column

コーヒーブレーク

記憶《きおく》のしかたには3段階《だんかい》ある

記《き》憶《おく》の研究《けんきゅう》は，20世紀後半《せいきこうはん》に認知心理学《にんちしんりがく》が発展《はってん》したことにより，さらなる深化《しんか》をとげました。そして，記憶《きおく》は複雑《ふくざつ》な階層構造《かいそうこうぞう》になって保存《ほぞん》されている，ということが明《あき》らかになったのです。

記憶《きおく》は，保持《ほじ》される時間《じかん》の長《なが》さに応《おう》じて，感覚記憶《かんかくきおく》，短期記憶《たんききおく》，長期記憶《ちょうききおく》の3種類《しゅるい》に分《わ》かれていると考《かんが》えられています。これを「多重記憶《たじゅうきおく》モデル」といいます。

感覚器官《かんかくきかん》から得《え》た刺激《しげき》は，感覚記憶《かんかくきおく》として一瞬《いっしゅん》だけ記憶《きおく》されます。ただし，その保持時間《ほじじかん》はたった0.5秒程度《びょうていど》です。私《わたし》たちは，この中《なか》から意識的《いしきてき》にとどめておこうとした情報《じょうほう》を脳《のう》の海馬《かいば》に送《おく》り，「短期記憶《たんききおく》」として保存《ほぞん》しています。

短期記憶《たんききおく》の容量《ようりょう》は，それほど多《おお》くはありません。人《ひと》によって差《さ》はありますが，ランダムな数字《すうじ》なら7±2文字程度《もじていど》が限界《げんかい》だとされています。短期記憶《たんききおく》が持続《じぞく》する時間《じかん》は，数十秒程度《すうじゅうびょうていど》です。

わたしたちが「記憶《きおく》する」「覚《おぼ》える」といった場合《ばあい》は，この短期記憶《たんききおく》が「長期記憶《ちょうききおく》」として保存《ほぞん》された状態《じょうたい》のことを指《さ》します。長期記憶《ちょうききおく》はそう簡単《かんたん》には失《うしな》われない，非常《ひじょう》に安定《あんてい》した記憶《きおく》です。

短期記憶《たんききおく》を長期記憶《ちょうききおく》に変《か》えるために有効《ゆうこう》とされるのが，頭《あたま》の中《なか》で復唱《ふくしょう》する「リハーサル」をくりかえすことなどです。なお，学《まな》んだことがらの記憶《きおく》は，睡眠《すいみん》によって脳《のう》に定着《ていちゃく》されることが，神経科学《しんけいかがく》の研究《けんきゅう》によって明《あき》らかになっています。**このことからも，きちんと睡眠《すいみん》をとることは，記憶力《きおくりょく》を維持《いじ》するためにも大切《たいせつ》なことなのです。**

短期記憶《たんききおく》と長期記憶《ちょうききおく》

私《わたし》たちが経験《けいけん》したさまざまな刺激《しげき》は，感覚記憶《かんかくきおく》として一瞬《いっしゅん》だけ保《ほ》存《ぞん》され，次《つぎ》に記憶《きおく》の司令塔《しれいとう》ともいわれる「海馬《かいば》」に一時的《いちじてき》に保存《ほぞん》されます。これが「短期記憶《たんききおく》」です。その後《ご》，記憶《きおく》の内容《ないよう》が反復《はんぷく》されると，海馬《かいば》から脳《のう》の表面《ひょうめん》にあたる大脳皮質《だいのうひしつ》などに情報《じょうほう》が送《おく》られ，長期記憶《ちょうききおく》として保存《ほぞん》されます。

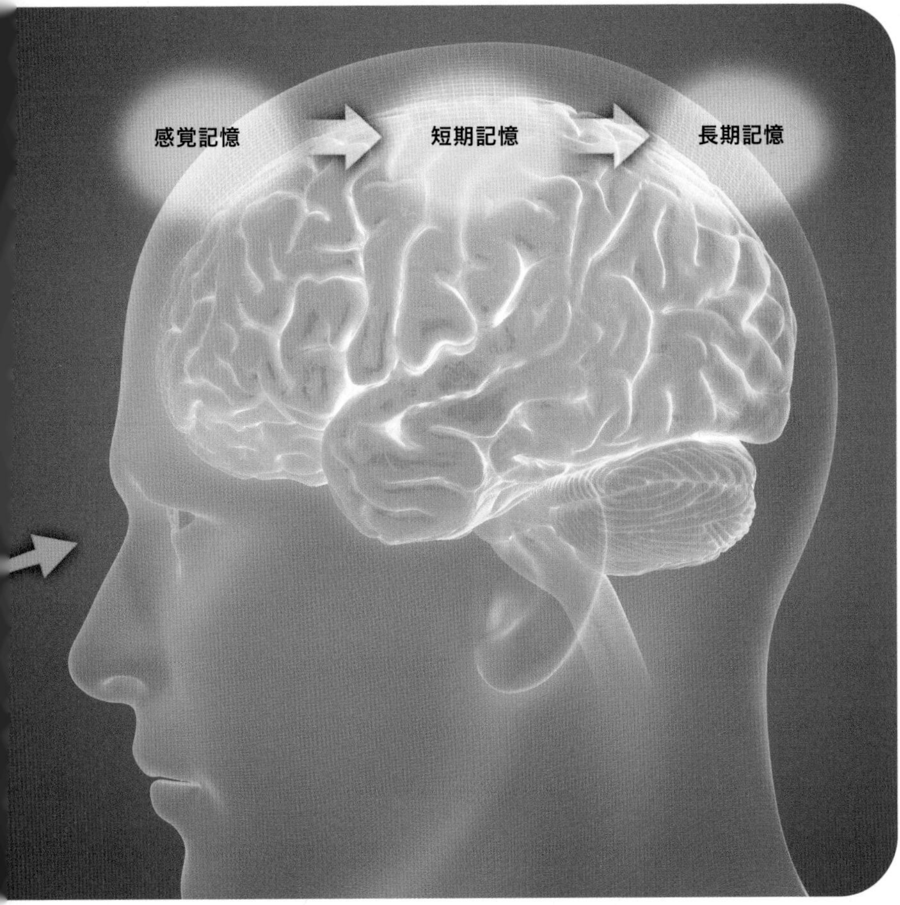

5

睡眠《すいみん》にまつわる 面白雑学《おもしろざつがく》

自然界《しぜんかい》では，睡眠《すいみん》ほど無防備《むぼうび》な状態《じょうたい》はありません。野生《やせい》の動物《どうぶつ》たちは，いったいどのような睡眠《すいみん》をとっているのでしょう。また，冬眠《とうみん》をする動物《どうぶつ》もいます。そのとき彼《かれ》らの身体《からだ》には何《なに》がおこっているのでしょう。睡《すい》眠《みん》にまつわる不思議《ふしぎ》をみていきましょう。

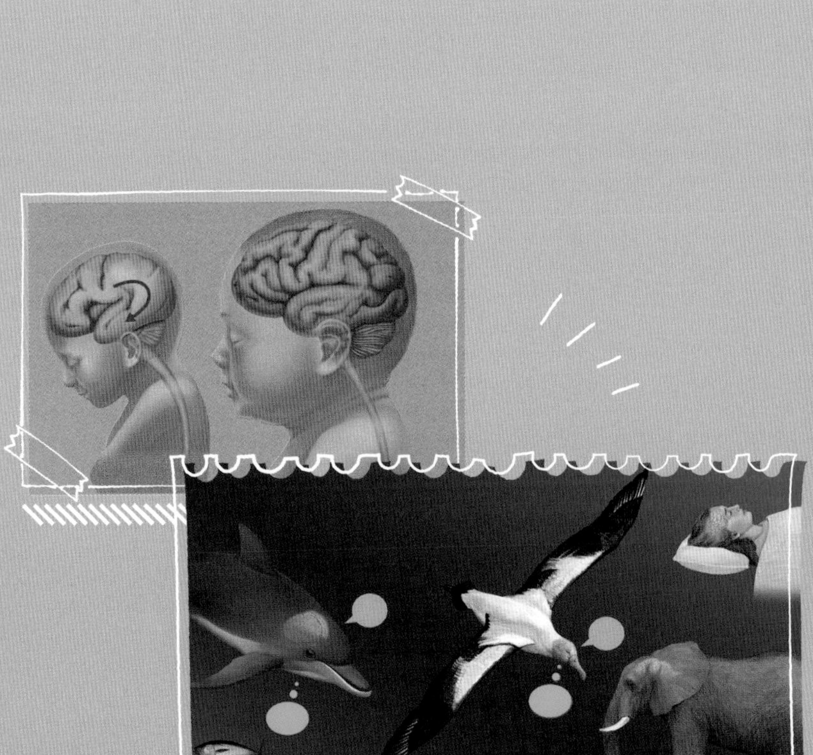

退屈《たいくつ》だと眠《ねむ》くなるのはなぜ？

眠《ねむ》りを誘導《ゆうどう》する脳内物質《のうないぶっしつ》アデノシン

退屈《たいくつ》な会議《かいぎ》や授業《じゅぎょう》，映画《えいが》などの途中《とちゅう》に，眠気《ねむけ》におそわれて，つい，うとうとしてしまった経験《けいけん》は，だれにでもあるでしょう。逆《ぎゃく》に，やる気《き》や興味《きょうみ》が高《たか》まると，眠《ねむ》気《け》が吹《ふ》き飛《と》んで目《め》がさえるようになります。そのしくみは完全《かんぜん》に解《かい》明《めい》されているわけではありませんが，そのメカニズムの一端《いったん》を明《あき》らかにする成果《せいか》を，筑波大学《つくばだいがく》の研究《けんきゅう》チームが2017年《ねん》に発表《はっぴょう》して話題《わだい》になりました。

脳《のう》の「側坐核《そくざかく》」という領域《りょういき》には，「アデノシン」とよばれる脳内物《のうないぶっ》質《しつ》の受容体《じゅようたい》をもつ神経細胞《しんけいさいぼう》があります。この神経細胞《しんけいさいぼう》がアデノシンを受《う》け取《と》ると，眠気《ねむけ》が誘導《ゆうどう》されることがわかっています。「光遺伝《ひかりいでん》学《がく》」という最新《さいしん》の手法《しゅほう》を使《つか》って，マウスの側坐核《そくざかく》の神経細胞《しんけいさいぼう》をやさしく効果的《こうかてき》に刺激《しげき》すると，急速《きゅうそく》に眠《ねむ》りが誘導《ゆうどう》されることが確《たし》かめられています。

ところが，このマウスに対《たい》して，好物《こうぶつ》であるチョコレートやおもちゃをあたえたり，異性《いせい》のマウスと同居《どうきょ》させたりすると，側坐核《そくざかく》の神《しん》経細胞《けいさいぼう》の活動《かつどう》がいちじるしくおさえられ，その結果《けっか》，睡眠《すいみん》の量《りょう》が減《へ》ることがわかりました。

つまり，やる気《き》（モチベーション）を高《たか》めるような刺激《しげき》があたえられると，アデノシンを受《う》け取《と》った側坐核《そくざかく》の神経細胞《しんけいさいぼう》が眠《ねむ》りを誘導《ゆうどう》する作用《さよう》がおさえられ，その結果《けっか》，眠気《ねむけ》が吹《ふ》き飛《と》ぶと考えられます。

退屈《たいくつ》でないとき

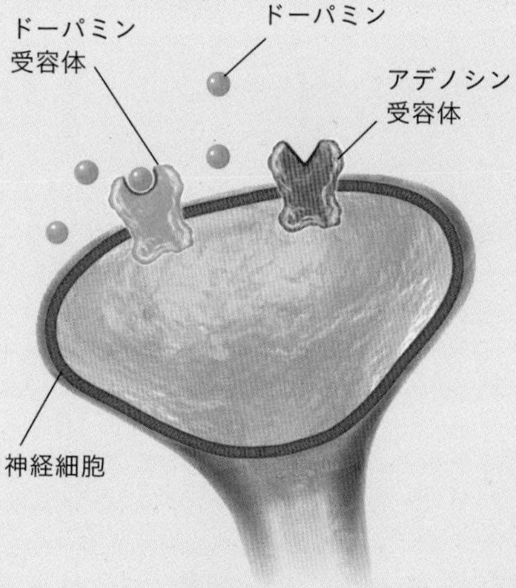

眠《ねむ》くならない

側坐核《そくざかく》の神経細胞《しんけいさいぼう》にあるドーパミン受容体《じゅようたい》にドーパミンが結合《けつごう》すると，神経細胞《しんけいさいぼう》がはたらかず，結果的《けっかてき》に眠《ねむ》くなりません。

疲《つか》れたとき

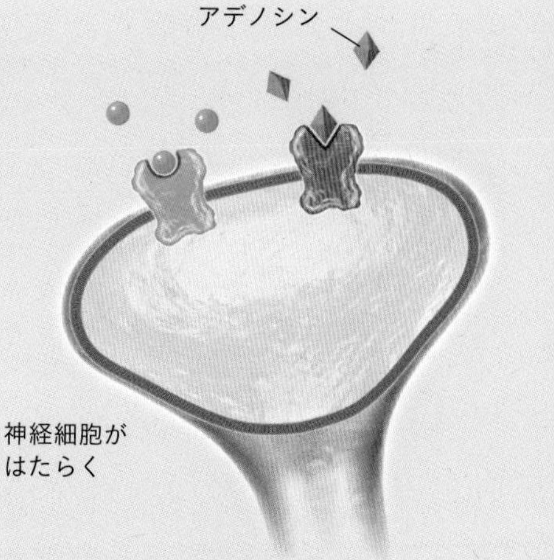

眠《ねむ》くなる

アデノシンが神経細胞《しんけいさいぼう》の受容体《じゅようたい》に結合《けつごう》すると，ドーパミンのはたらきが阻害《そがい》されて神経《しんけい》細胞《さいぼう》がはたらき，結果的《けっかてき》に眠《ねむ》くなります。

コーヒーを飲《の》んだとき

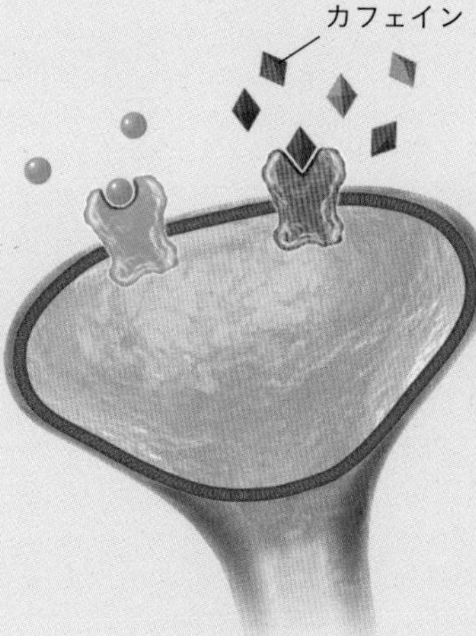

眠《ねむ》くならない

カフェインはアデノシンと形《かたち》が似《に》ていて，アデノシン受容体《じゅようたい》と結合《けつごう》しやすい分子《ぶんし》です。ドーパミンのはたらきを阻害《そがい》するアデノシンの邪魔《じゃま》をするため，結果的《けっかてき》に眠《ねむ》くなりません。

脳内《のうない》でカフェインがはたらくしくみ

眠《ねむ》りを誘導《ゆうどう》するアデノシンのはたらきを邪《じゃ》魔《ま》するのが，コーヒーやお茶《ちゃ》に含《ふく》まれる「カフェイン」です。カフェインの化学構造《かがくこうぞう》は，アデノシンとよく似《に》ています。そのため，カフェインを摂取《せっしゅ》すると，カフェインが脳《のう》に届《とど》けられて，アデノシンを受《う》け取《と》る受容体《じゅようたい》に結《けつ》合《ごう》します。すると，そこにアデノシンがやってきてもアデノシンは受容体《じゅようたい》に結合《けつごう》できなくなります。その結果《けっか》，側坐核《そくざかく》の神経細胞《しんけいさいぼう》による眠《ねむ》りの誘導《ゆうどう》がさまたげられるのです。これが，カフェインを飲《の》むと一時的《いちじてき》に眠気《ねむけ》が覚《さ》めるメカニズムです。

金縛《かなしば》りはなぜおきるのか

レム睡眠時《すいみんじ》の「睡眠《すいみん》まひ」が金縛《かなしば》りの正体《しょうたい》

金縛《かなしば》りのメカニズム

金縛《かなしば》りの症状《しょうじょう》を引《ひ》きおこす脳内《のうない》のメカニズムを示《しめ》しました。幻覚《げんかく》は，視覚野《しかくや》を含《ふく》む大脳《だいのう》皮質《ひしつ》の活性化《かっせいか》でおきます。一方《いっぽう》，体《からだ》が動《うご》かない症状《しょうじょう》は，脊髄《せきずい》の前角細胞《ぜんかくさいぼう》が抑制《よくせい》され，筋肉《きんにく》を動《うご》かせなくなることで生《しょう》じます。金縛《かなしば》りの体験者《たいけんしゃ》が見《み》ているものは，すべて自分《じぶん》の脳《のう》がつくりだしたイメージ，つまり「夢《ゆめ》」です。ただし金縛《かなしば》り中《ちゅう》は，通常《つうじょう》のレム睡眠時《すいみんじ》より意識《いしき》がはっきりしており，夢《ゆめ》とは思《おも》えないほどの鮮明《せんめい》な体験《たいけん》（入眠時幻覚《にゅうみんじげんかく》）となることが多《おお》いといいます。

大脳《だいのう》

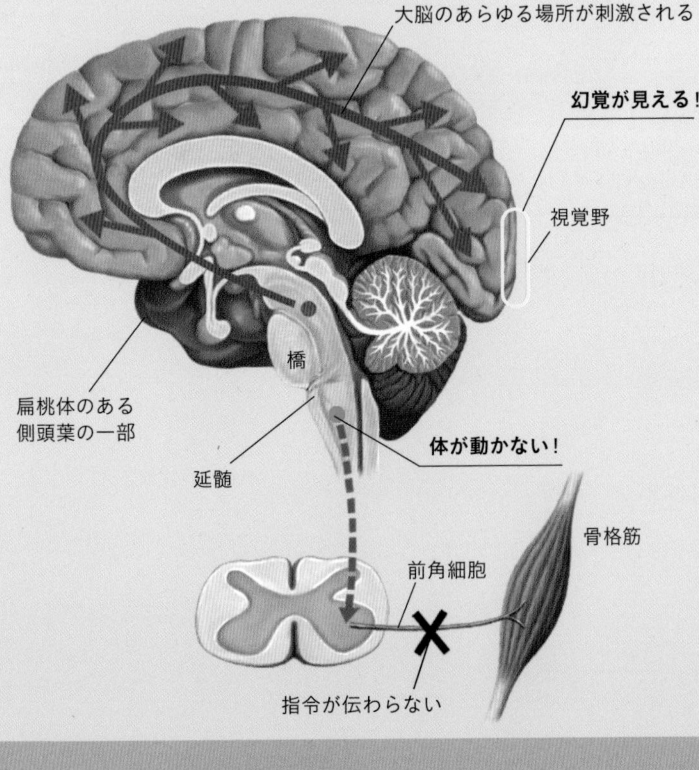

「寝《ね》ていたら突然体《とつぜんからだ》が動《うご》かなくなったんです。部屋《へや》のようすがよく見《み》えて，だれかに上《うえ》からおさえられて，とても息苦《いきぐる》しかったです」。心霊現象《しんれいげんしょう》などとしてよく語《かた》られる，金縛《かなしば》りの体験談《たいけんだん》です。

この金縛《かなしば》りの奇妙《きみょう》な体験《たいけん》は，睡眠中《すいみんちゅう》の脳《のう》のはたらきでおきるものです。私《わたし》たちが眠《ねむ》りはじめるとまず，脳《のう》も体《からだ》も休《やす》められた状態《じょうたい》の深《ふか》いノンレム睡眠《すいみん》がおとずれます。その後《ご》，体《からだ》は休《やす》んでいるのに脳《のう》が活発《かっぱつ》にはたらくレム睡眠《すいみん》がやってきます。ストレスが重《かさ》なったり不規則《ふきそく》な睡眠《すいみん》サイクルをくりかえしていたりすると，この順番《じゅんばん》がくずれ，眠《ねむ》りはじめにレム睡《すい》眠《みん》がやってくることがあります。このときのレム睡眠時《すいみんじ》に経験《けいけん》する「睡《すい》眠《みん》まひ」が，金縛《かなしば》りの正体《しょうたい》です。ナルコレプシー（92～93ページ）では，この入眠時《にゅうみんじ》レム睡眠《すいみん》の症状《しょうじょう》によって，金縛《かなしば》りが頻繁《ひんぱん》におこります。

金縛《なかしば》り中《ちゅう》に体《からだ》が動《うご》かなくなるのは，レム睡眠《すいみん》では，筋肉《きんにく》に動《うご》きの指《し》令《れい》が出《だ》せなくなるからです※。さらに，レム睡眠中《すいみんちゅう》は呼吸《こきゅう》が苦《くる》しくなります。これは，呼吸《こきゅう》を速《はや》める交感神《こうかんしん》経《けい》と，呼吸《こきゅう》を遅《おそ》くする副交感神経《ふくこうかんしんけい》の小競《こぜ》り合《あ》いがおきているためだといいます。

金縛《かなしば》りは，決《けっ》して原因不明《げんいんふめい》の現象《げんしょう》ではありません。**もし金縛《かなしば》りになったら，レム睡眠《すいみん》に入《はい》ったのだと理解《りかい》しましょう。**こわがる必要《ひつよう》はないのです。

※：この筋肉を弛緩させる機能が不十分で，手足をばたつかせるなど，夢にそった行動をしてしまう状態を「レム睡眠行動障害」といいます。

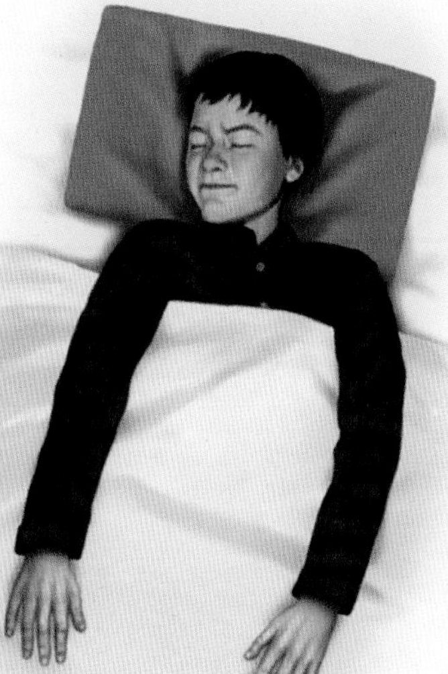

金縛り体験の症状

- 体が動かない
- 声が出ない
- 恐怖感
- 何かが乗っているような感じ
- 人，物の気配がする
- 幻覚，幻聴
- だれかにさわられているような感じ

睡眠にまつわる面白雑学

『寝《ね》る子《こ》は育《そだ》つ』はほんとうか

ノンレム睡眠中《すいみんちゅう》に成長《せいちょう》ホルモンが分泌《ぶんぴつ》される

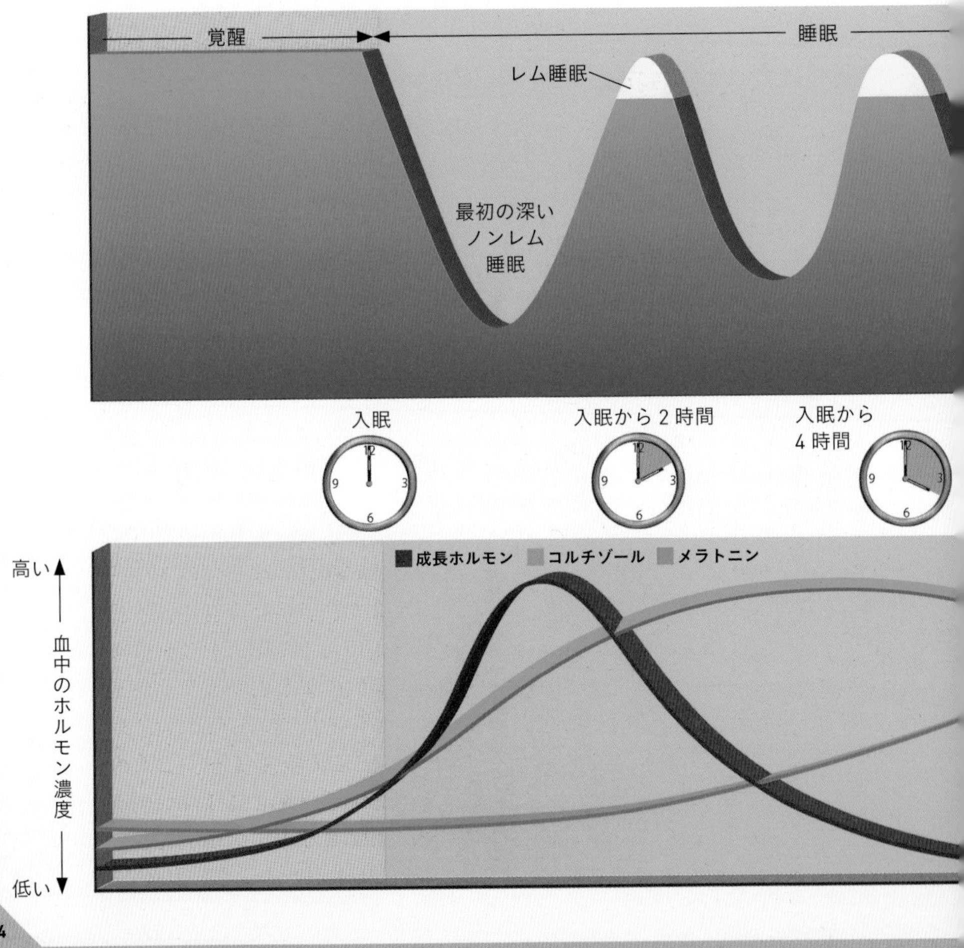

昔《むかし》から「寝《ね》る子《こ》は育《そだ》つ」といわれますが，これは科学的《かがくてき》に正《ただ》しいことがわかっています。**とくに，ノンレム睡眠《すいみん》のステージ3が，子供《こども》の成長《せいちょう》に大《おお》きな役割《やくわり》をはたしていると考《かんが》えられています。**

ノンレム睡眠《すいみん》のステージ3では，脳下垂体《のうかすいたい》という部位《ぶい》から「成長《せいちょう》ホルモン」が分泌《ぶんぴつ》されます。初回《しょかい》のノンレム睡眠《すいみん》ではとくに分泌量《ぶんぴつりょう》が多《おお》くなります。

成長《せいちょう》ホルモンはその名《な》のとおり，子供《こども》の成長《せいちょう》にとって重要《じゅうよう》な役割《やくわり》をはたします。とくに骨《ほね》の伸長《しんちょう》や筋肉《きんにく》の増大《ぞうだい》，けがの治癒《ちゆ》などが成長《せいちょう》ホルモンによって促進《そくしん》されます。**健《すこ》やかな成長《せいちょう》には，深《ふか》い睡眠《すいみん》が欠《か》かせません。**

成長《せいちょう》ホルモンは，成人《せいじん》にとっても重要《じゅうよう》です。成人《せいじん》の疲労回復《ひろうかいふく》や新陳代《しんちんたい》謝《しゃ》を促進《そくしん》するのも成長《せいちょう》ホルモンだからです。**子供《こども》も大人《おとな》も，しっかり寝《ね》ることがいちばんなのです。**

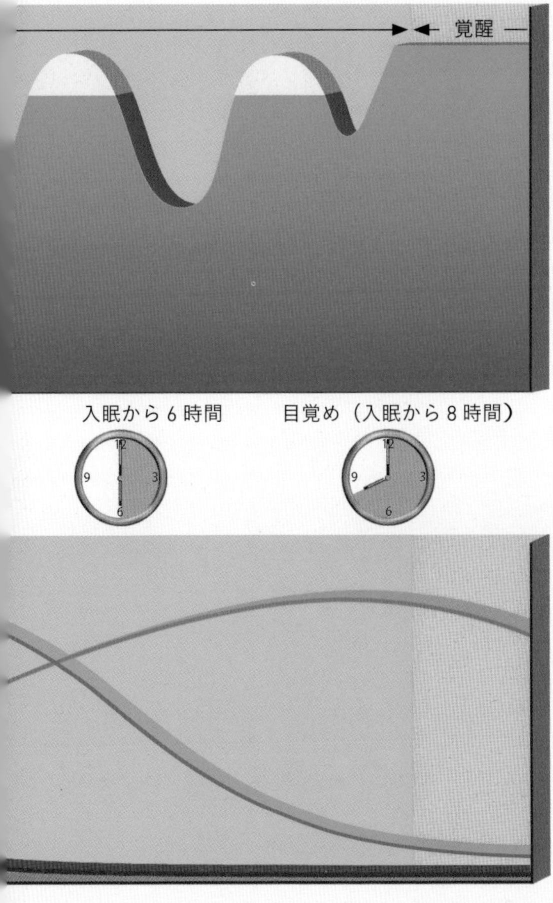

成長ホルモン

細胞《さいぼう》の分裂《ぶんれつ》をうながし，子供《こども》の体《からだ》の成長《せいちょう》や大人《おとな》の体《からだ》の疲労回復《ひろうかいふく》に重要《じゅうよう》なホルモン。最初《さいしょ》の深《ふか》いノンレム睡眠《すいみん》とほぼ同時《どうじ》に大《たい》量《りょう》に放出《ほうしゅつ》されます。脳《のう》の下垂体《かすいたい》から分泌《ぶんぴつ》されます。

コルチゾール

体《からだ》を臨戦態勢《りんせんたいせい》にするホルモン。起床《きしょう》に向《む》かって量《りょう》（血中濃度《けっちゅうのうど》）がふえていき，朝《あさ》6時《じ》前後《ぜんご》に最《もっと》も多《おお》くなります。腎臓《じんぞう》の上《うえ》にある副腎《ふくじん》から分泌《ぶんぴつ》されます。

メラトニン

体《からだ》の活動度《かつどうど》を下《さ》げ，眠気《ねむけ》をもたらすホルモン。夜《よる》9時《じ》ごろからふえていき，睡眠《すいみん》中《ちゅう》に量《りょう》（血中濃度《けっちゅうのうど》）が最大《さいだい》となります。日《にっ》中《ちゅう》はずっと少《すく》なくなります。脳《のう》の松果体《しょうかたい》から分泌《ぶんぴつ》されます。

お腹《なか》の中《なか》の赤《あか》ちゃんも眠《ねむ》っている？

眠《ねむ》るのは大脳《だいのう》ができてから

脳《のう》の成長《せいちょう》のようす

胎児《たいじ》の脳《のう》の成長《せいちょう》のようすを，部位《ぶい》ごとに色分《いろわ》けしてえがきました。とくに大脳《だいのう》（終脳《しゅうのう》）の発達《はったつ》がいちじるしいことがよくわかります。

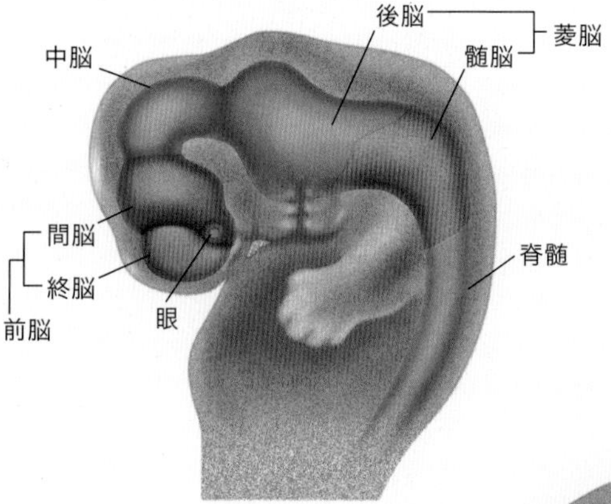

1. 受精後《じゅせいご》6週《しゅう》ごろ

脳《のう》は，胎児《たいじ》の頭部《とうぶ》から尾部《びぶ》に向《む》かってのびる「神経管《しんけいかん》」からつくられます。神経管《しんけいかん》に最初《さいしょ》にあらわれるのは三《みっ》つのふくらみで，頭側《あたまがわ》から「前脳《ぜんのう》」，「中脳《ちゅうのう》」，「菱脳《りょうのう》」とよばれます。前脳《ぜんのう》はその後《ご》，「終脳《しゅうのう》」と「間《かん》脳《のう》」に，菱脳《りょうのう》は「後脳《こうのう》」と「髄脳《ずいのう》」に分《わ》かれます。

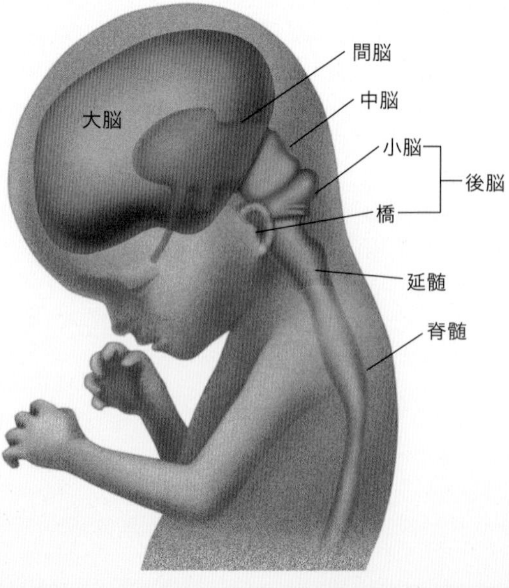

2. 受精後《じゅせいご》3か月《げつ》ごろ

終脳《しゅうのう》は，うしろどなりの間脳《かんのう》におおいかぶさるように成長《せいちょう》していきます。後脳《こうのう》は，「小脳《しょうのう》」と「橋《きょう》」（左右《さゆう》の小脳半球《しょうのうはんきゅう》を結《むす》ぶ部分《ぶぶん》）になります。髄脳《ずいのう》は，「延髄《えんずい》」（呼吸《こきゅう》や血液循環《けつえきじゅんかん》の調整《ちょうせい》などを行《おこな》う）になります。

大脳《だいのう》が形成《けいせい》される前《まえ》の胎児《たいじ》は眠《ねむ》りません。**大脳《だいのう》ができてはじめて，眠《ねむ》るようになります。**

胎児《たいじ》に最初《さいしょ》にあらわれる睡眠《すいみん》は，レム睡眠《すいみん》です。レム睡眠《すいみん》のとき，大脳《だいのう》の一部《いちぶ》は，おきているときと同《おな》じ程度《ていど》に活発《かっぱつ》に活動《かつどう》していることがわかっています。**胎児《たいじ》のレム睡眠《すいみん》は，「脳幹《のうかん》」から脳《のう》の神経細胞《しんけいさいぼう》の活動《かつどう》を刺激《しげき》する信号《しんごう》を出《だ》すことで，大脳《だいのう》の発育《はついく》をうながすと考《かんが》えられています。**

胎児《たいじ》が成長《せいちょう》すると，大脳《だいのう》の活動度《かつどうど》がレム睡眠《すいみん》にくらべて全般的《ぜんぱんてき》に低《ひく》い，ノンレム睡眠《すいみん》がみられるようになります。

レム睡眠《すいみん》の割合《わりあい》は，初期《しょき》の胎児《たいじ》で100％，新生児《しんせいじ》で50％程度《ていど》であることが知《し》られています。一方《いっぽう》，成人《せいじん》になると，レム睡眠《すいみん》の比率《ひりつ》は約《やく》20～25％にまで下《さ》がります。成人《せいじん》になると，脳《のう》をつくるよりも，完成《かんせい》した脳《のう》の機能《きのう》を維持《いじ》する役割《やくわり》のほうが重要《じゅうよう》になってくるからだと考《かんが》えられています。

注：イラストの各段階での脳の形状は，『ネッター発生学アトラス』，『受精卵からヒトになるまで 原著第4版』などの図版を主な参考にしてえがきました。

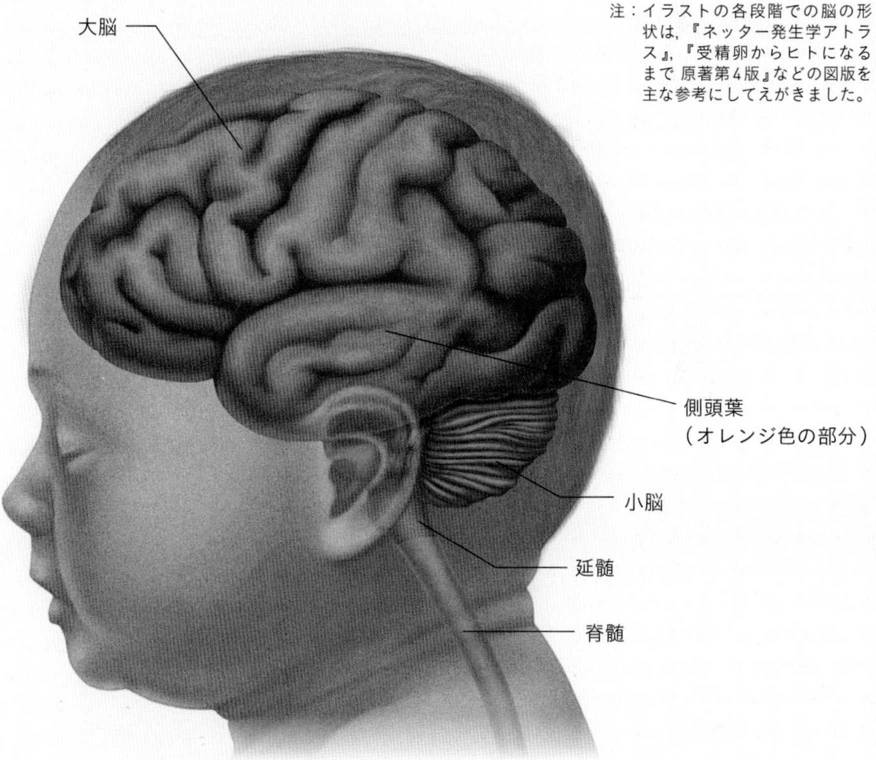

3. 受精後《じゅせいご》9か月《げつ》ごろ（新生児《しんせいじ》）

大脳《だいのう》の成長《せいちょう》が後頭部《こうとうぶ》に達《たっ》すると，下方《かほう》へ，さらに前方外側《ぜんぽうそとがわ》へと成長《せいちょう》し，「側頭葉《そくとうよう》」が形成《けいせい》されます。また，大脳《だいのう》の表面《ひょうめん》にはしわが生《しょう》じます。小脳《しょうのう》も発達《はったつ》にともなって表面《ひょうめん》にたくさんのしわがきざまれます。

動物《どうぶつ》も独特《どくとく》な方法《ほうほう》で眠《ねむ》っている

睡眠《すいみん》にはリスクを上《うわ》まわる利点《りてん》がある

動物《どうぶつ》たちの不思議《ふしぎ》な眠《ねむ》り方《かた》

睡眠《すいみん》とは，「体《からだ》」よりもむしろ「脳《のう》」を回復《かいふく》させる行動《こうどう》です。イラストでは，眠《ねむ》っている脳《のう》を青色《あおいろ》，おきている脳《のう》をオレンジ色《いろ》で表現《ひょうげん》しました。動物《どうぶつ》たちの眠《ねむ》り方《かた》は実《じつ》に多様性《たようせい》に富《と》んでいます。

脳《のう》を半分《はんぶん》ずつ眠《ねむ》らせるバンドウイルカ

イルカの仲間《なかま》は，泳《およ》ぎながら左右《さゆう》の脳《のう》（大脳半球《だいのうはんきゅう》）を交互《こうご》に眠《ねむ》らせることができます（半球睡眠《はんきゅうすいみん》）。イラストのように左側《ひだりがわ》の脳《のう》が眠《ねむ》るときは，右目《みぎめ》を閉《と》じています。

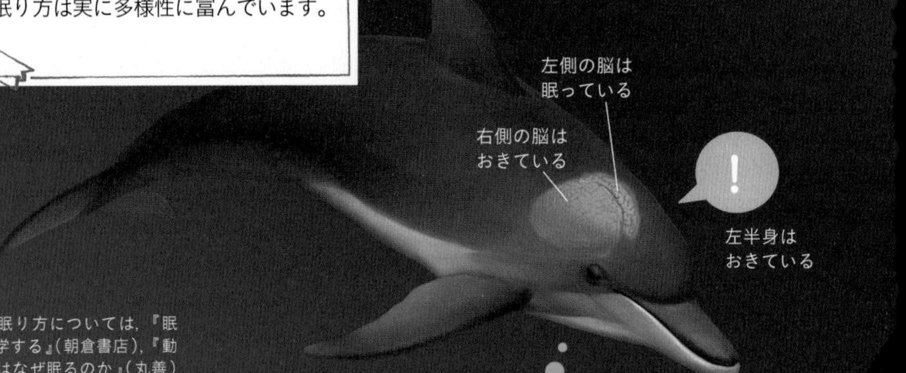

動物の眠り方については，『眠りを科学する』（朝倉書店），『動物たちはなぜ眠るのか』（丸善）などを参考にしました。

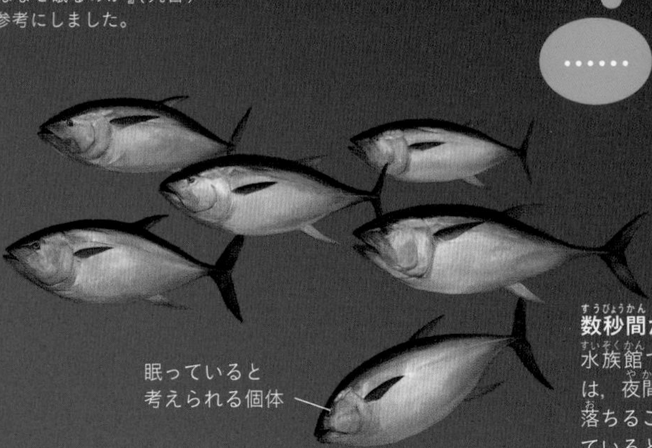

数秒間《すうびょうかん》だけ眠《ねむ》るクロマグロ

水族館《すいぞくかん》で飼育《しいく》されているマグロは，夜間《やかん》に6秒間《びょうかん》ほど泳《およ》ぐ速度《そくど》が落《お》ちることがあり，その間《かん》に眠《ねむ》っていると考《かんが》えられます。

眠《ねむ》ることは，野生動物《やせいどうぶつ》にとって無防備《むぼうび》で危険《きけん》な行為《こうい》です。**そのために，動物《どうぶつ》の中《なか》にはユニークな睡眠《すいみん》を行《おこな》うものがいます。**イルカやクジラ，カモメやアホウドリなどの渡《わた》り鳥《どり》は，大脳《だいのう》の右半球《みぎはんきゅう》と左半球《ひだりはんきゅう》とが交互《こうご》に眠《ねむ》る「半球睡眠《はんきゅうすいみん》」を行《おこな》うことが知《し》られています。つねに左右《さゆう》どちらかの脳《のう》がおきていて，眠《ねむ》りながら泳《およ》いだり飛《と》んだりできるのです。

キリンやゾウは，1日《にち》に2～4時間《じかん》程度《ていど》しか眠《ねむ》りません。しかも，睡眠《すいみん》の大部分《だいぶぶん》は立《た》ったままで，横《よこ》たわって眠《ねむ》るのはごく短《みじ》いレム睡眠中《すいみんちゅう》にかぎられます。

睡眠《すいみん》のスタイルや量《りょう》は動物《どうぶつ》によってさまざまですが，脊椎動物《せきついどうぶつ》は例外《れいがい》なく眠《ねむ》るといわれています。軟体動《なんたいどう》物《ぶつ》や昆虫《こんちゅう》，線虫《せんちゅう》などにも，睡眠《すいみん》とよべる休息《きゅうそく》がみられます。**動物《どうぶつ》の進化《しんか》において，睡眠《すいみん》にはリスクや不利益《ふりえき》を上《うわ》まわる大《おお》きな利点《りてん》があったのでしょう。**

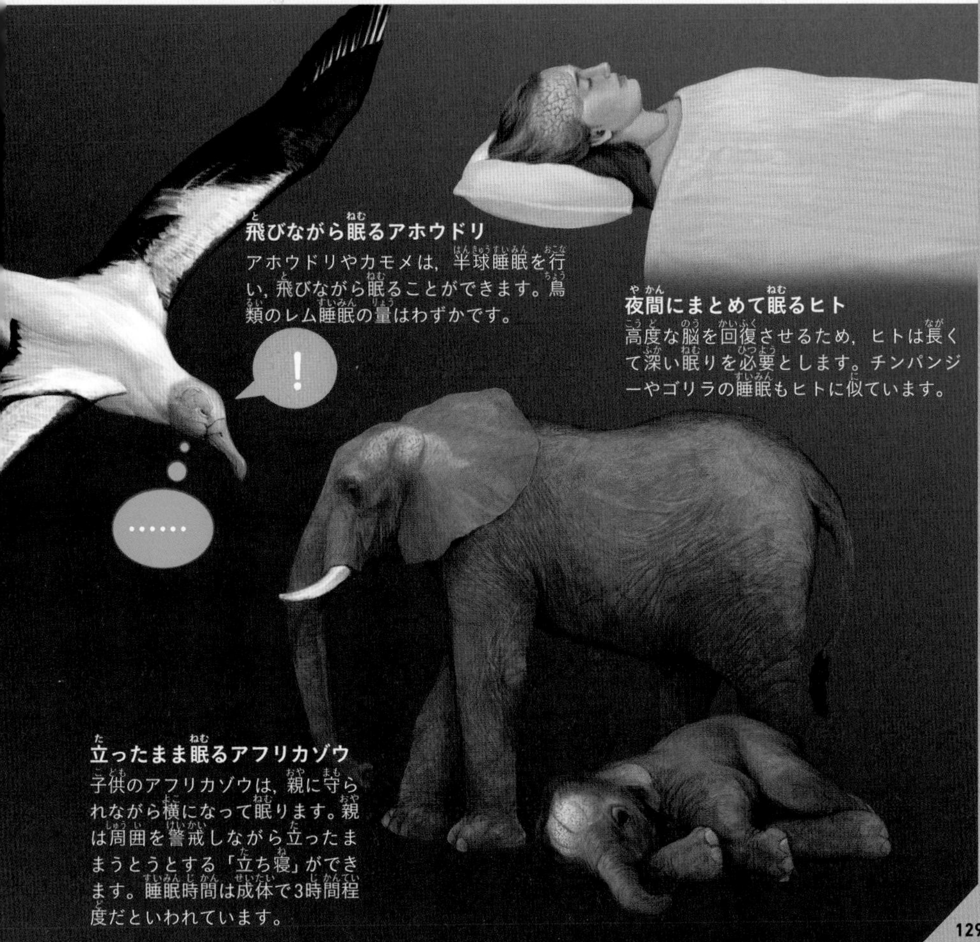

飛《と》びながら眠《ねむ》るアホウドリ
アホウドリやカモメは，半球睡眠《はんきゅうすいみん》を行《おこな》い，飛《と》びながら眠《ねむ》ることができます。鳥《ちょう》類《るい》のレム睡眠《すいみん》の量《りょう》はわずかです。

夜間《やかん》にまとめて眠《ねむ》るヒト
高度《こうど》な脳《のう》を回復《かいふく》させるため，ヒトは長《なが》くて深《ふか》い眠《ねむ》りを必要《ひつよう》とします。チンパンジーやゴリラの睡眠《すいみん》もヒトに似《に》ています。

立《た》ったまま眠《ねむ》るアフリカゾウ
子供《こども》のアフリカゾウは，親《おや》に守《まも》られながら横《よこ》になって眠《ねむ》ります。親《おや》は周囲《しゅうい》を警戒《けいかい》しながら立《た》ったまままうとうとする「立《た》ち寝《ね》」ができます。睡眠時間《すいみんじかん》は成体《せいたい》で3時間程《じかんてい》度《ど》だといわれています。

睡眠にまつわる面白雑学

全身《ぜんしん》の活動《かつどう》を停止《ていし》させる『冬眠《とうみん》』

きびしい冬《ふゆ》を生《い》き抜《ぬ》くために おもに小型獣《こがたじゅう》があみだした冬眠《とうみん》

冬眠《とうみん》する哺乳類《ほにゅうるい》たち

哺乳類全《ほにゅうるいぜん》27目《もく》の系統樹《けいとうじゅ》をえがきました。ピンク色《いろ》の帯《おび》は，冬眠《とうみん》することが確認《かくにん》された動物《どうぶつ》を含《ふく》んでいる目《もく》です。目名《もくめい》の下《した》の数字《すうじ》は，冬眠《とうみん》が確認《かくにん》されている動物《どうぶつ》の種数《しゅすう》です（冬眠《とうみん》するコウモリは約《やく》100種《しゅ》ほどと推定《すいてい》されています）。また，系統樹《けいとうじゅ》の下《した》には，冬眠《とうみん》する哺《ほ》乳類《にゅうるい》の一部《いちぶ》をえがきました。

冬眠《とうみん》は，さまざまな系統《けいとう》の動《どう》物《ぶつ》に広《ひろ》く受《う》けつがれてきた習性《しゅうせい》のようです。

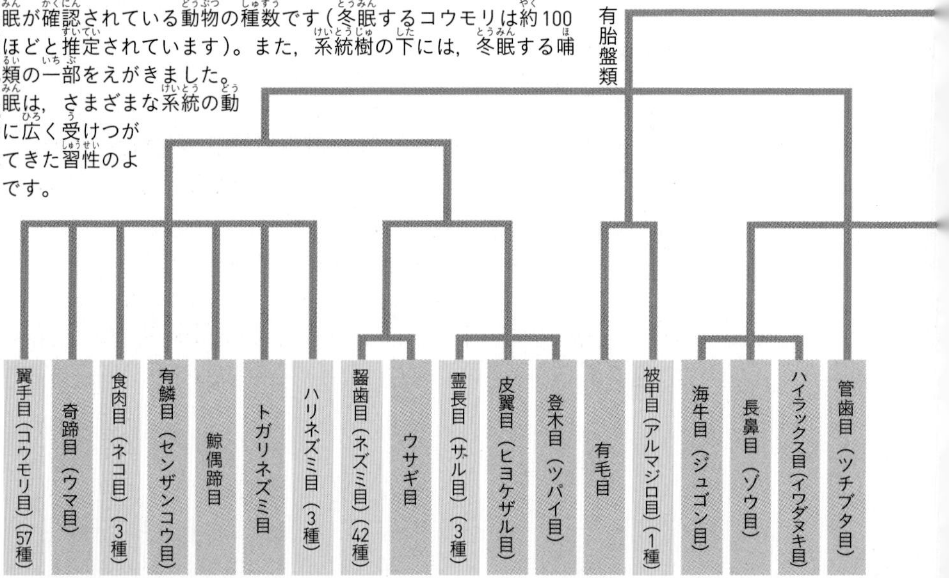

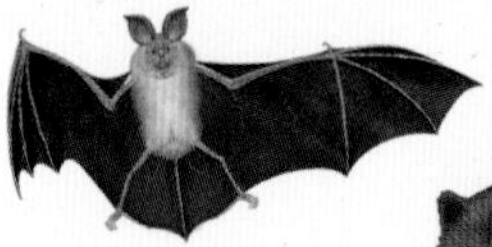
キクガシラコウモリ
（翼手目）

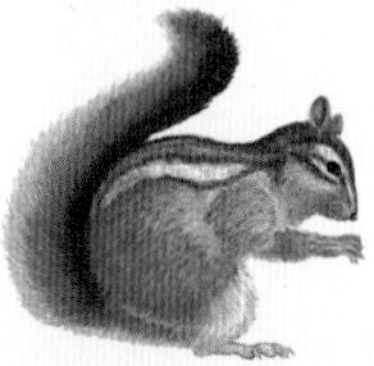
シベリアシマリス
（齧歯目）

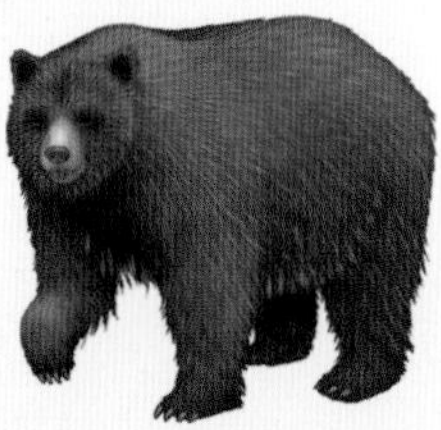
ヒグマ
（食肉目）

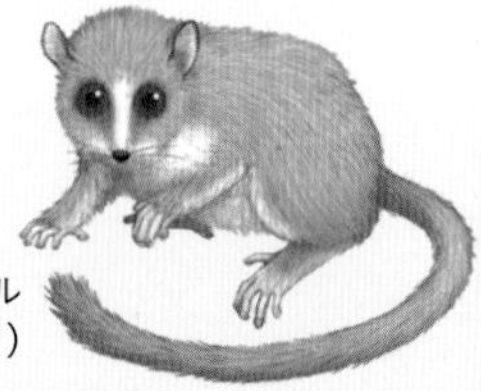
ショウネズミキツネザル
（霊長目）

哺《ほ》乳類《にゅうるい》や鳥類《ちょうるい》の中《なか》には，寒《さむ》さがきびしくなったり，食料《しょくりょう》がとれなくなったりして，何《なに》かと生《い》きづらい冬《ふゆ》の数《すう》か月間《げつかん》は，巣穴《すあな》や洞窟《どうくつ》などにこもり，ただじっと寝《ね》てすごすものがいます。日本《にほん》では，北海道《ほっかいどう》に生息《せいそく》するシマリスやヒグマなどです。ただし同《おな》じ北海道《ほっかいどう》の動物《どうぶつ》でも，キツネやウサギ，シカは冬眠《とうみん》しません。

一見《いっけん》，単《たん》にぬくぬく寝《ね》ているようにみえますが，冬眠《とうみん》している動物《どうぶつ》の体《からだ》は異常《いじょう》な状態《じょうたい》になっています。たとえばシベリアシマリスでは，体温《たいおん》はわずか5℃，心拍数《しんぱくすう》は1分《ぷん》あたり10回未満《かいみまん》，呼吸数《こきゅうすう》は1分《ぷん》あたり数回《すうかい》程度《ていど》であるなど，まるで瀕死《ひんし》の状態《じょうたい》です（134ページの表《ひょう》）。

このように，動物《どうぶつ》が一定期間《いっていきかん》，低《てい》体温《たいおん》，低代謝《ていたいしゃ》（代謝《たいしゃ》とは，体内《たいない》の物《ぶっ》質《しつ》を分解《ぶんかい》したり合成《ごうせい》したりする反《はん》応《のう》），低活動状態《ていかつどうじょうたい》でエネルギーを節《せつ》約《やく》する現象《げんしょう》を「休眠《きゅうみん》」とよびます。このうち，1回《かい》の休眠時間《きゅうみんじかん》が24時間《じかん》をこえないものを「日内休眠《にちないきゅうみん》」，24時《じ》間《かん》をこえて冬《ふゆ》におきる休眠《きゅうみん》を「冬《とう》眠《みん》」，夏《なつ》におきる休眠《きゅうみん》を「夏眠《かみん》」とよびます。

冬眠《とうみん》はさまざまな種類《しゅるい》の動物《どうぶつ》にみられますが，冬眠動物《とうみんどうぶつ》はある共通《きょうつう》の特徴《とくちょう》をもちます。それはクマを例外《れいがい》として，それ以外《いがい》の動物《どうぶつ》は小型《こがた》であるということです。体重《たいじゅう》が少《すく》ないほど，体重《たいじゅう》に対《たい》する体表面積《たいひょうめんせき》は大《おお》きくなります。そして動物《どうぶつ》の体《からだ》は，体重《たいじゅう》に対《たい》する体表面積《たいひょうめんせき》が大《おお》きいほど熱《ねつ》が早《はや》く奪《うば》われていきます。**つまり，小《こ》型《がた》（低体重《ていたいじゅう》）の動物《どうぶつ》ほど体《からだ》が冷《ひ》えやすく，寒《さむ》さのきびしい冬《ふゆ》の季節《きせつ》に多《おお》くのエネルギーを摂取《せっしゅ》しなければ生《い》きていけなくなり，その回避手段《かいひしゅだん》である冬眠《とうみん》の必要性《ひつようせい》が増《ま》すのです。**

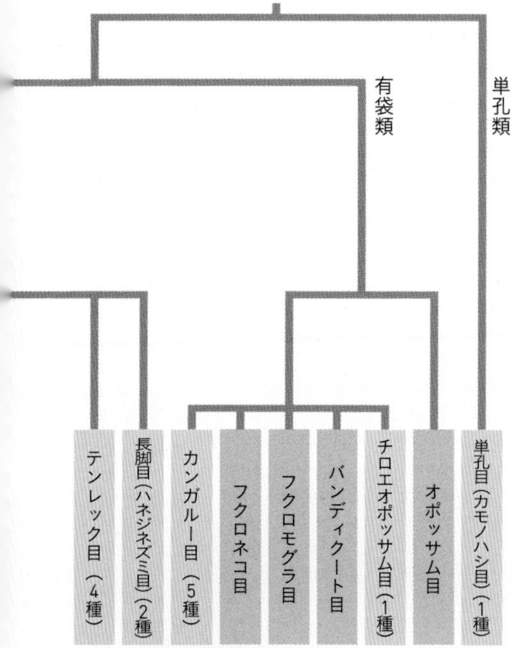

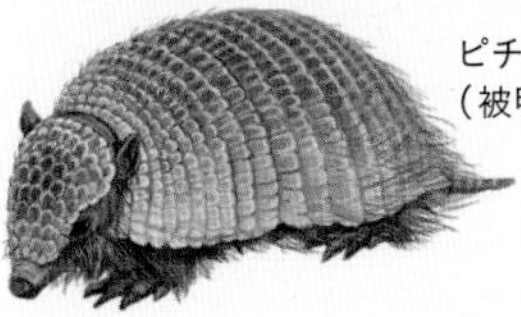
ピチアルマジロ（被甲目）

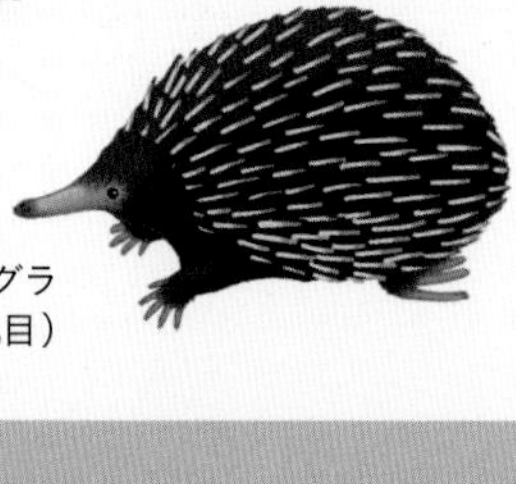
ハリモグラ（単孔目）

種数の参照元：
Biol.Rev.（2014）「Daily torpor and hibernation in birds and mammals」，『冬眠する哺乳類』（2000）「冬眠の生態学」

冬眠中《とうみんちゅう》の動物《どうぶつ》は睡眠不足《すいみんぶそく》になる？

冬眠中《とうみんちゅう》になんども覚醒《かくせい》する動物《どうぶつ》は十分《じゅうぶん》に寝《ね》られているのか

冬《とう》眠中《みんちゅう》の動物《どうぶつ》の体温《たいおん》は，ずっと低《ひく》いわけではありません。**数時間《すうじかん》〜数週間《すうしゅうかん》ごとに，急激《きゅうげき》に体温《たいおん》が元《もと》にもどる「中途覚醒《ちゅうとかくせい》」がおこるのです。中途覚醒《ちゅうとかくせい》は数時間《すうじかん》〜数日間《すうじつかん》つづきます**（右《みぎ》のグラフ）。

中途覚醒《ちゅうとかくせい》をするためには，多《おお》くのエネルギーを必要《ひつよう》とします。エネルギーを節約《せつやく》するために冬眠《とうみん》をしているのに，なぜ，わざわざエネルギーを使《つか》ってまで覚醒《かくせい》する必要《ひつよう》があるのでしょうか。

考《かんが》えられる理由《りゆう》の一《ひと》つは，体内《たいない》で生《しょう》じた老廃物《ろうはいぶつ》の処理《しょり》です。老廃物《ろうはいぶつ》は肝臓《かんぞう》で分解《ぶんかい》され，腎臓《じんぞう》を通《とお》って体外《たいがい》へ出《で》ていきます。冬眠中《とうみんちゅう》で分解《ぶんかい》すべき老廃物《ろうはいぶつ》が減《へ》っているとはいえ，低体温《ていたいおん》では老廃物《ろうはいぶつ》の処理《しょり》能力《のうりょく》に限界《げんかい》が生《しょう》じ，老廃物《ろうはいぶつ》が体内《たいない》に蓄積《ちくせき》してしまいます。そこで一時的《いちじてき》に体温《たいおん》を上《あ》げて，老廃物《ろうはいぶつ》の処理能力《しょりのうりょく》を高《たか》めるのです。また，寝床《ねどこ》とは別《べつ》の場所《ばしょ》で排尿《はいにょう》・排便《はいべん》をするためにも中途覚醒《ちゅうとかくせい》は必要《ひつよう》だと考《かんが》えられます。ほかにも，コウモリのように，水分摂取《すいぶんせっしゅ》（水分補給《すいぶんほきゅう》）を理由《りゆう》に中途覚醒《ちゅうとかくせい》をしている場合《ばあい》もあるようです。

さらに，興味深《きょうみぶ》い研究報告《けんきゅうほうこく》があります。中途覚醒《ちゅうとかくせい》をしてすぐの動物《どうぶつ》の脳波《のうは》を調《しら》べたところ，睡眠不足《すいみんぶそく》のあとで寝《ね》ているときにあらわれるデルタ波《は》が頻発《ひんぱつ》していたのです。**このことから，「冬眠中《とうみんちゅう》は眠《ねむ》っているわけではなく，実《じつ》は睡眠不足《すいみんぶそく》なのではないか。そしてその睡眠不足《すいみんぶそく》を解消《かいしょう》するために，中途覚醒《ちゅうとかくせい》の期間《きかん》のうち，食事《しょくじ》や排泄以外《はいせついがい》の横《よこ》になっている時間《じかん》に，ほんとうの睡眠《すいみん》をとっているのではないか」，という仮説《かせつ》が出《で》てきたのです。**つまり中途覚醒《ちゅうとかくせい》は，必《かな》ずしもおきている状態《じょうたい》ではないことになります。ただし，この仮説《かせつ》については反論《はんろん》もあり，決着《けっちゃく》はついていません。

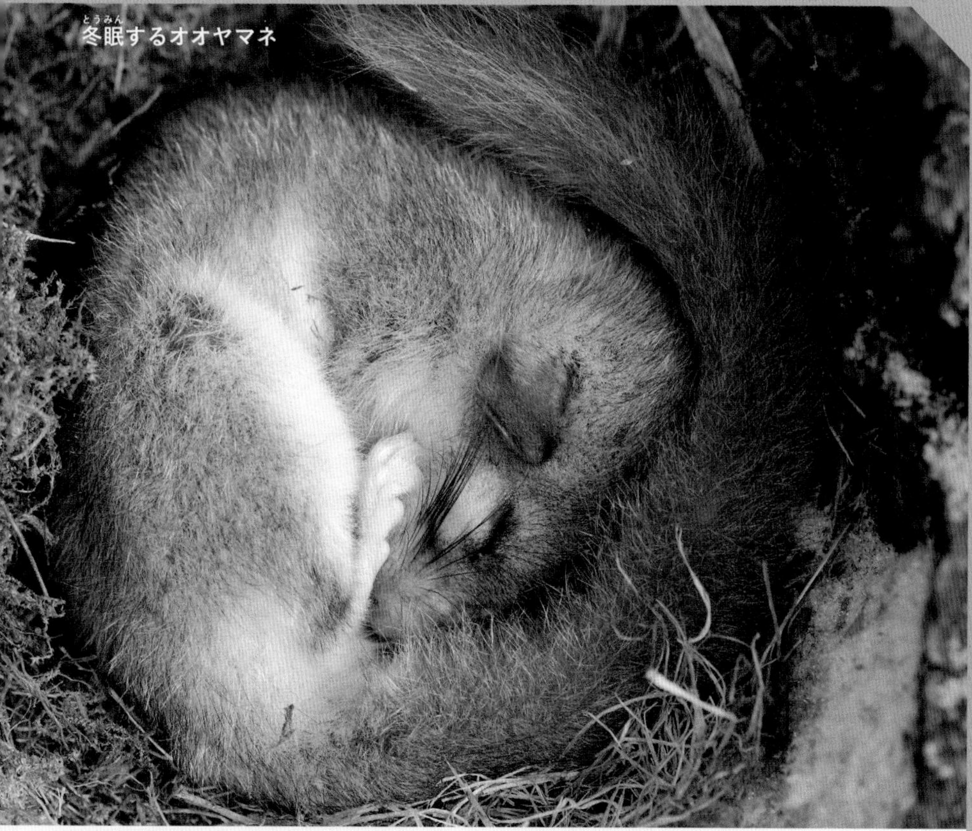

冬眠《とうみん》するオオヤマネ

リチャードソンジリスの冬眠期《とうみんき》における中途覚醒《ちゅうとかくせい》

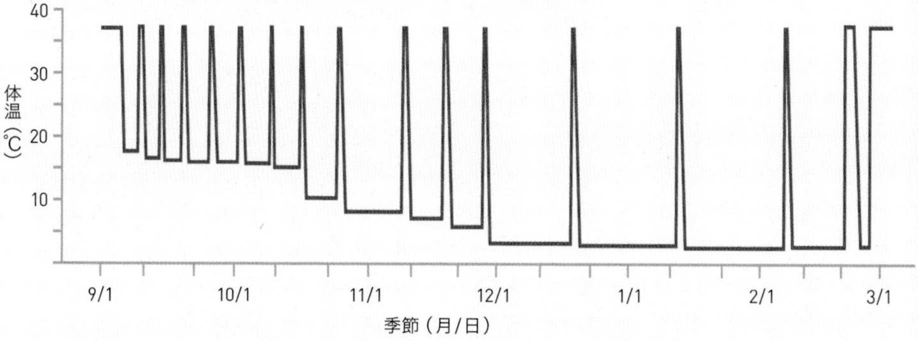

一般的《いっぱんてき》に，冬眠《とうみん》する哺乳類《ほにゅうるい》は，数《すう》か月《げつ》におよぶ低体温《ていたいおん》の冬眠期《とうみんき》の間《あいだ》，活動期《かつどうき》の体温《たいおん》にもどる中《ちゅう》途覚醒《とかくせい》をくりかえします。中途覚醒《ちゅうとかくせい》がおきているかどうかは，体温《たいおん》の上昇《じょうしょう》から判断《はんだん》することができます。上《うえ》のグラフは，野外《やがい》で冬眠《とうみん》したリチャードソンジリスの冬眠期《とうみんき》の体温《たいおん》を記録《きろく》したものです。中途覚醒《ちゅうとかくせい》に遮断《しゃだん》されない，冬眠《とうみん》の持続時間《じぞくじかん》をみると，短《みじ》いときには数時間《すうじかん》，長《なが》いときには数週間《すうしゅうかん》つづきます。冬眠《とうみん》の開始直後《かいしちょくご》からしだいに長《なが》くなって安定《あんてい》し，冬眠《とうみん》が終《お》わるころになると，ふたたび短《みじ》くなっていきます。

出典：『冬眠する哺乳類』（東京大学出版会，2000年）図1-4

冬眠《とうみん》のために変化《へんか》する動物《どうぶつ》の身体《からだ》

小動物《しょうどうぶつ》の脳《のう》や心臓《しんぞう》は冬眠《とうみん》のために大《おお》きく変化《へんか》する

哺《ほ》乳類《にゅうるい》は「恒温動物《こうおんどうぶつ》」であり，体温《たいおん》はつねに37℃前後《ぜんご》に保《たも》たれています。**しかし，冬眠中《とうみんちゅう》の動《どう》物《ぶつ》の体温《たいおん》は，周囲《しゅうい》の温度《おんど》よりわずか数《すう》℃高《たか》い程度《ていど》に保《たも》たれています。**

これはなぜなのか。通常《つうじょう》，体温《たいおん》を一定温度《いっていおんど》に維持《いじ》しているのは，脳《のう》の視床下部《ししょうかぶ》にある体温中枢《たいおんちゅうすう》です。37℃という設定温度《せっていおんど》よりも体温《たいおん》が上《あ》がると，体温中枢《たいおんちゅうすう》の神経細胞《しんけいさいぼう》から信号《しんごう》が出《で》て，体表面《たいひょうめん》の血管《けっかん》を拡張《かくちょう》させたり，汗《あせ》として体内《たいない》の水《すい》分《ぶん》を蒸発《じょうはつ》させたりして体温《たいおん》を下《さ》げます。一方《いっぽう》，37℃よりも体温《たいおん》が下《さ》がると，同《おな》じく体温中枢《たいおんちゅうすう》の神経細《しんけいさい》胞《ぼう》からの信号《しんごう》によって，筋肉《きんにく》がふるえて熱《ねつ》を生《う》みだします。

しかし，冬眠中《とうみんちゅう》の動物《どうぶつ》では，体《たい》温中枢《おんちゅうすう》の神経細胞《しんけいさいぼう》が何《なん》らかの変化《へんか》をおこして，体温《たいおん》の“設定温度《せっていおんど》”が下《さ》がっているのです。通常《つうじょう》は37℃より低《ひく》い体温《たいおん》になると熱《ねつ》が生《う》みだされるのに，冬眠中《とうみんちゅう》は数《すう》℃より低《ひく》い体温《たいおん》にならないと熱《ねつ》は生《う》みだされず，低体温《ていたいおん》が維持《いじ》されるというわけです。

このほか，冬眠中《とうみんちゅう》の体内《たいない》では，心《しん》臓《ぞう》の心筋細胞《しんきんさいぼう》に大《おお》きな変化《へんか》がおきています。心筋細胞《しんきんさいぼう》は，細胞《さいぼう》の中《なか》に大量《たいりょう》のカルシウムイオンが入《はい》ることでちぢみます。ちぢんだ心筋《しんきん》細胞《さいぼう》がふたたびゆるむためには，カルシウムイオンを放出《ほうしゅつ》しなければなりません。

しかし，冬眠中《とうみんちゅう》の低体温《ていたいおん》ではすべての活動《かつどう》が鈍《にぶ》ります。そこで冬《とう》眠中《みんちゅう》の心筋細胞《しんきんさいぼう》では，細胞内《さいぼうない》にカルシウムイオンをためすぎないよう，カルシウムチャネルを閉《と》じたままにします。かわりに，細胞内《さいぼうない》にあるカルシウムイオンの“貯蔵《ちょぞう》庫《こ》”が強化《きょうか》され，そこからカルシウムイオンを出《だ》し入《い》れすることで，細胞《さいぼう》をちぢめたりゆるめたりできるよう変化《へんか》するのです。

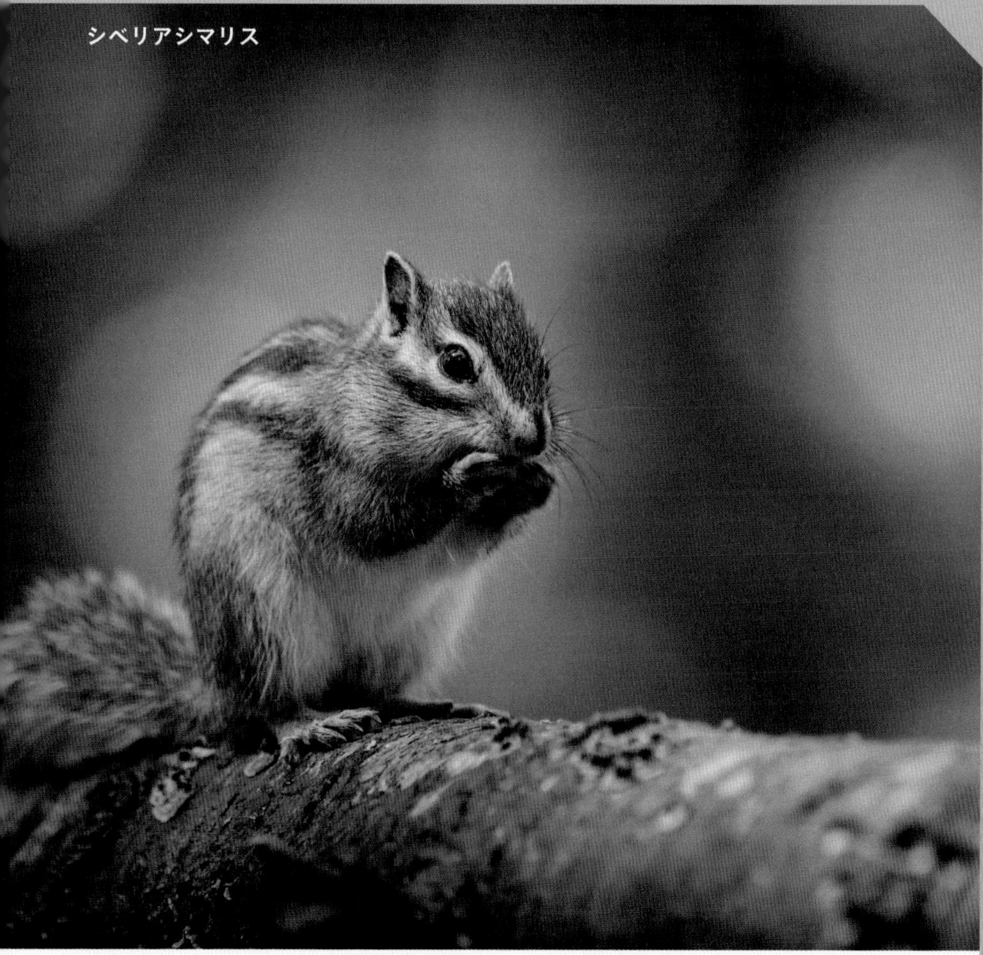

シベリアシマリス

シベリアシマリスの活動《かつどう》期《き》と冬眠《とうみん》期《き》における体《からだ》の変化《へんか》

	活動期	冬眠期
体温（℃）	37	5
心拍数（拍動数/分）	400	10未満
呼吸数（回/分）	200	1 ～ 5
代謝速度（cal/g・分）	0.2	0.002
エネルギー消費（活動時を100とした%）	100	12

表《ひょう》は，シベリアシマリスの活動《かつどう》期《き》と冬眠《とうみん》期《き》における体温《たいおん》，活動状態《かつどうじょうたい》，代謝状態《たいしゃじょうたい》をくらべたものです。冬眠《とうみん》期《き》にはわずか数《すう》℃の低体温《ていたいおん》になり，心臓《しんぞう》の拍動《はくどう》や呼吸《こきゅう》といった生命《せいめい》の基本活動《きほんかつどう》や，代謝《たいしゃ》の速度《そくど》が大《おお》きく低下《ていか》します。これらの結果《けっか》，エネルギーの消費《しょうひ》が大《おお》きく節約《せつやく》されます。

出典：『冬眠する哺乳類』（東京大学出版会，2000年）表1-1を一部改変

冬眠《とうみん》は長寿《ちょうじゅ》に役立《やくだ》っているかもしれない

冬眠《とうみん》できる体《からだ》は，病気《びょうき》しらずで若返《わかが》りもする？

冬眠《とうみん》の研究《けんきゅう》が進《すす》むにつれて，冬眠《とうみん》がただの越冬戦略《えっとうせんりゃく》にとどまらず，より大《おお》きな可能性《かのうせい》を秘《ひ》めたしくみであることがわかってきました。**その一《ひと》つが「長寿《ちょうじゅ》」です。**

動物《どうぶつ》は体《からだ》のサイズが小《ちい》さいほど短命《たんめい》の傾向《けいこう》がありますが，昔《むかし》からシマリスやコウモリなどの冬眠動《とうみんどう》物《ぶつ》は，サイズの割《わり》に長寿《ちょうじゅ》であることが指摘《してき》されていました。実験《じっけん》によると，冬眠《とうみん》をしてもしなくても，冬眠特異的《とうみんとくいてき》タンパク質《しつ》（HP：hibernation《ハイバネーション》-specific《スペシフィック》 protein《プロテイン》）が1年周期《ねんしゅうき》の濃度変化《のうどへんか》をおこすシマリスは約《やく》11年生《ねんい》きました（右《みぎ》のグラフ）。一方《いっぽう》，HPの濃度変化《のうどへんか》をおこさないシマリスの個体《こたい》は，冬眠《とうみん》しない動物《どうぶつ》のラットくらいに短命《たんめい》でした。**冬眠《とうみん》できる状態《じょうたい》の体《からだ》に変《へん》化《か》することが長寿《ちょうじゅ》につながっているようなのです。**

冬眠中《とうみんき》（体《からだ》が冬眠《とうみん》できる状態《じょうたい》のとき）に加齢《かれい》が停止《ていし》していると仮《か》定《てい》した場合《ばあい》，シマリスの寿命《じゅみょう》から一生分《いっしょうぶん》の冬眠期間《とうみんきかん》（体《からだ》が冬眠《とうみん》できる状態《じょうたい》だった期間《きかん》）を引《ひ》いた年数《ねんすう》が，シマリスの本来《ほんらい》の寿命《じゅみょう》，つまり同《どう》サイズの冬眠《とうみん》しない動物《どうぶつ》の寿《じゅ》命《みょう》と同《おな》じになりそうです。しかし，実際《じっさい》はそれよりも長《なが》い年数《ねんすう》になり，若返《わかが》りがおきている可能性《かのうせい》があるようです。

さらに，冬眠中《とうみんちゅう》の動物《どうぶつ》の皮膚《ひふ》に発《はつ》がん性物質《せいぶっしつ》を塗《ぬ》っても変化《へんか》がおこらず，致死量《ちしりょう》の細菌《さいきん》を投与《とうよ》しても感染《かんせん》をおこさなかったという結《けっ》果《か》を示《しめ》す実験《じっけん》も報告《ほうこく》されました。**冬眠動物《とうみんどうぶつ》の長寿《ちょうじゅ》は，冬眠《とうみん》できる状《じょう》態《たい》の体《からだ》が，病気《びょうき》への耐性《たいせい》と若返《わかが》りのしくみをもたらしているためなのかもしれません。**

ほかにも，ブラントホオヒゲコウモリ（体重《たいじゅう》6g）で最長寿命《さいちょうじゅみょう》41歳が記録《きろく》されたという研究結果《けんきゅうけっか》も報《ほう》告《こく》されています。この長寿《ちょうじゅ》は生涯《しょうがい》における代謝抑制《たいしゃよくせい》が関係《かんけい》していると考《かんが》えられています※。

※：Andrej J. Podlutsky;Alexander M. Khritankov;Nikolai D. Ovodov;Steven N. Austad.『A New Field Record for Bat Longevity』Journal of Gerontology: BIOLOGICAL SCIENCES 2005, Vol. 60A, No. 11, 1366–1368

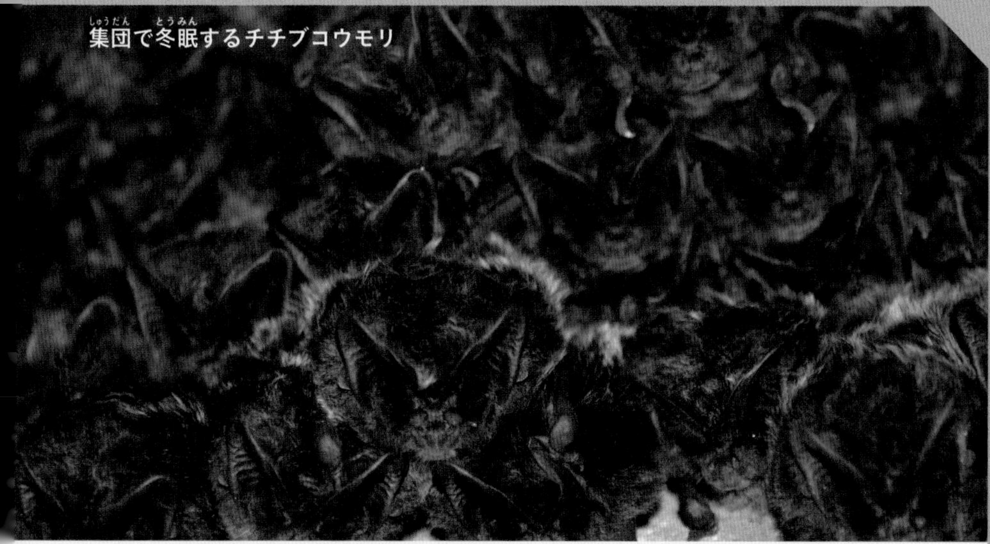

集団《しゅうだん》で冬眠《とうみん》するチチブコウモリ

冬眠《とうみん》できる体《からだ》が長寿《ちょうじゅ》を実現《じつげん》？

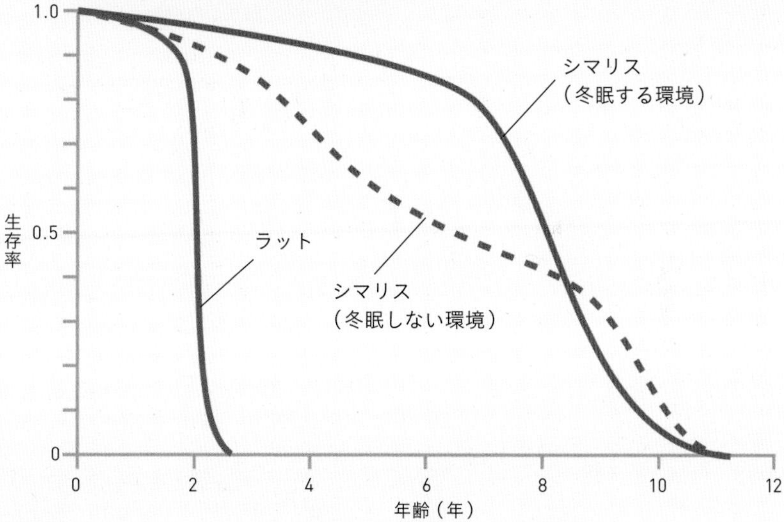

冬眠動物《とうみんどうぶつ》のシベリアシマリスと，冬眠《とうみん》しない動物《どうぶつ》のラットの寿命《じゅみょう》をくらべました。シマリスはさらに，「冬眠《とうみん》をおこせる環境《かんきょう》（つねに暗《くら》く，5℃）で飼育《しいく》したグループ」（グラフの赤《あか》い実線《じっせん》）と，「冬眠《とうみん》をおこせない環境《かんきょう》（明暗《めいあん》周期《きかん》12時間《じかん》，23℃）で飼育《しいく》したグループ」（赤《あか》い破線《はせん》）に分《わ》けられました。グラフは，グループの動物《どうぶつ》たちがある年齢《ねんれい》（横軸《よこじく》）に達《たっ》したとき，生《い》き残《のこ》っていた個体《こたい》の割合《わりあい》（縦軸《たてじく》）をあらわしています。どちらのシマリスのグループも，寿命《じゅみょう》約《やく》3年《ねん》のラットにくらべ，約《やく》11年《ねん》という長寿《ちょうじゅ》でした。つまり冬眠自体《とうみんじたい》が長寿《ちょうじゅ》を実現《じつげん》するのではなく，HPによってつくられる「冬眠《とうみん》できる状態《じょうたい》の体《からだ》」が長寿《ちょうじゅ》を実現《じつげん》しているようです。なお，8年目《ねんめ》までは，冬眠《とうみん》をおこせる環境《かんきょう》のグループの生存率《せいぞんりつ》が，そうでないグループより高《たか》い傾向《けいこう》にあるようにみえます。しかしこれは，実験条件《じっけんじょうけん》の差《さ》によるものです。冬眠《とうみん》をおこせる環境《かんきょう》では実際《じっさい》に冬眠《とうみん》の有無《うむ》がわかるので，このグループからは，冬眠《とうみん》できなかった（HP濃度《のうど》の変化《へんか》をおこさない）短命《たんめい》な個体《こたい》が死《し》ぬと，事故死《じこし》としてデータから除《のぞ》かれたのです。

出典：『冬眠する哺乳類』（東京大学出版会，2000年）図10-5，『冬眠 の謎を解く』（岩波書店，2010年）

冬眠《とうみん》しない動物《どうぶつ》で人工冬眠《じんこうとうみん》を実現《じつげん》

グルタミン酸《さん》が大《おお》きな役割《やくわり》を果《は》たしていることが判明《はんめい》した

2020年《ねん》，筑波大学《つくばだいがく》と理化学《りかがく》研究所《けんきゅうじょ》は，冬眠《とうみん》しないマウスやラットを一時的《いちじてき》に冬眠状態《とうみんじょうたい》にすることに成功《せいこう》しました。

冬眠時《とうみんじ》のような低体温《ていたいおん》・低代謝《ていたいしゃ》状態《じょうたい》の誘導《ゆうどう》に，脳《のう》のどこがかかわっているのかを調《しら》べたところ，視《し》床下部《しょうかぶ》にある特殊《とくしゅ》な神経細胞群《しんけいさいぼうぐん》が突《つ》き止《と》められました。この神経細《しんけいさい》胞群《ぼうぐん》を『Q（Quiescence《クイエセンス》＝休眠《きゅうみん》）神経《しんけい》』と名《な》づけ，Q神経《しんけい》の興奮《こうふん》で生《しょう》じる『冬眠《とうみん》に似《に》た状態《じょうたい》（冬眠様《とうみんよう》状態《じょうたい》）』を『QIH』とよぶことにしました。この遺伝子改変《いでんしかいへん》マウスは，特殊《とくしゅ》な薬剤《やくざい》を注射《ちゅうしゃ》すればただちにQ神経《しんけい》が興奮《こうふん》しはじめ，外気温《がいきおん》に関係《かんけい》なく冬眠様状態《とうみんようじょうたい》に入《はい》ることがわかったのです。

この冬眠様状態《とうみんようじょうたい》のマウスを，さまざまな外気温下《がいきおんか》（8～32℃）に置《お》いたときの体温《たいおん》と生体機能《せいたいきのう》も調《しら》べました。その結果《けっか》，このマウスは，体温《たいおん》が下《さ》がることで極端《きょくたん》に動《うご》きが鈍《にぶ》くなり，外気温《がいきおん》の変化《へんか》に応《おう》じて，姿勢《しせい》や生体機能《せいたいきのう》のはたらきを変《か》えることがわかりました。冬《とう》眠様状態《みんようじょうたい》は，冬眠《とうみん》とほぼ同《おな》じ状態《じょうたい》だといえます。**このような冬眠様《とうみんよう》状態《じょうたい》は，特殊《とくしゅ》な薬液《やくえき》の注射後《ちゅうしゃご》から数日間《すうじつかん》つづきましたが，冬眠様状《とうみんようじょう》態後《たいご》の行動《こうどう》や生体組織《せいたいそしき》にはなんら異常《いじょう》がありませんでした。**

Q神経《しんけい》の興奮《こうふん》にかかわる神経伝《しんけいでん》達物質《たつぶっしつ》は，約《やく》80％がグルタミン酸《さん》によって，5％強《きょう》がγ《ガンマ》-アミノ酪酸《らくさん》（GABA《ギャバ》）によって伝《つた》えていることがわかりました。その一方《いっぽう》，グルタミン酸《さん》とGABA《ギャバ》が受容体《じゅようたい》に結合《けつごう》したあと，情報《じょうほう》がどの神経回路《しんけいかいろ》を伝《つた》わり，脳《のう》のどの部位《ぶい》が体温《たいおん》の変《へん》化《か》を引《ひ》きおこしているのかということは未解明《みかいめい》なままです。

もしヒトでも安全《あんぜん》に冬眠様状態《とうみんようじょうたい》に誘導《ゆうどう》できれば，必要《ひつよう》な酸素量《さんそりょう》を一時的《いちじてき》に大《おお》きく減《へ》らすことで，生《せい》体組織《たいそしき》の損傷《そんしょう》を最低限《さいていげん》におさえるなど，医療《いりょう》に大《おお》きく貢献《こうけん》できるかもしれません。

視床下部《ししょうかぶ》にあるQ神経《しんけい》が冬眠様状態《とうみんようじょうたい》を生《う》みだす

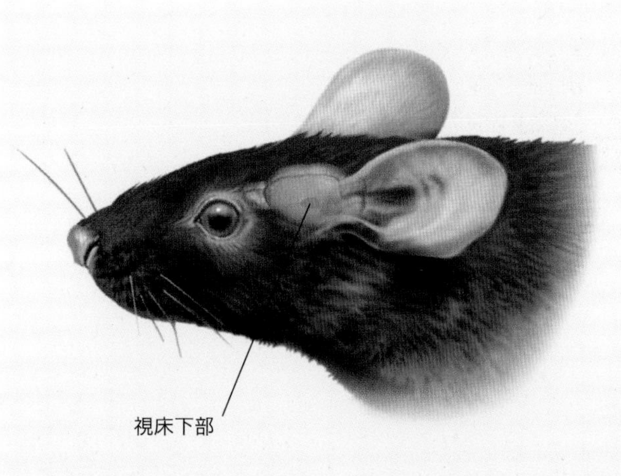

Q神経《しんけい》から放出《ほうしゅつ》されたグルタミン酸《さん》が，標的神経細胞《ひょうてきしんけいさいぼう》の受《じゅ》容体《ようたい》に結合《けつごう》し，それをきっかけに冬眠様状態《とうみんようじょうたい》に至《いた》ります。

視床下部《ししょうかぶ》の中《なか》

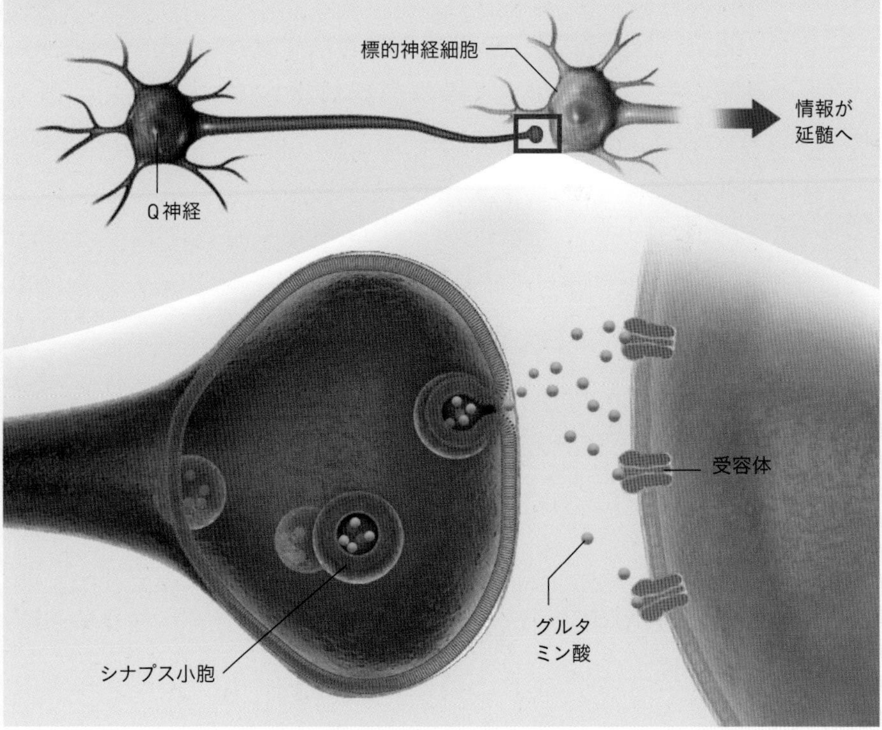

おわりに

これで，「睡眠《すいみん》の科学《かがく》」はおわりです。いかがだったでしょうか。眠《ねむ》るという行為《こうい》は，だれもが日々《ひび》経験《けいけん》するとても身近《みぢか》なものです。しかし，そのしくみや役割《やくわり》については不明《ふめい》な点《てん》もあり，現在《げんざい》も，研究《けんきゅう》が進《すす》められています。

この本《ほん》では，まず睡眠《すいみん》の基本《きほん》について説明《せつめい》しました。「寝《ね》だめ」はできないことを知《し》って，おどろいた人《ひと》もいるのではないでしょうか。また，快適《かいてき》な眠《ねむ》りを得《え》るためのポイントもいくつか紹介《しょうかい》しています。そして，夢《ゆめ》のしくみの最新《さいしん》科学《かがく》もみてきました。睡眠《すいみん》と心身《しんしん》の健康《けんこう》との密接《みっせつ》な関係《かんけい》を知《し》ると，眠《ねむ》ることの重要性《じゅうようせい》がさらにわかってくるのではないでしょうか。

「ぐっすり眠《ねむ》って，すっきり目覚《めざ》める」。この本《ほん》が，そんな睡眠《すいみん》を得《え》るための手助《てだす》けのひとつになれば，うれしく思《おも》います。

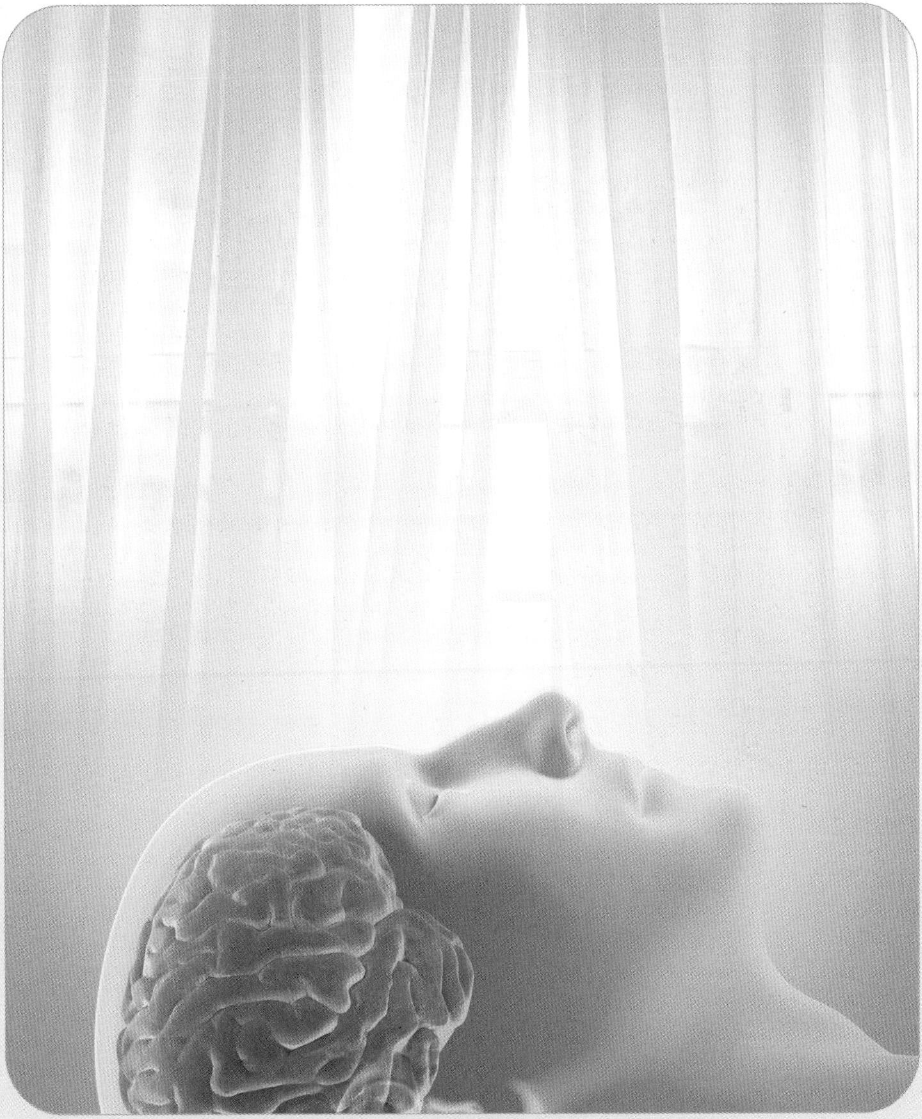

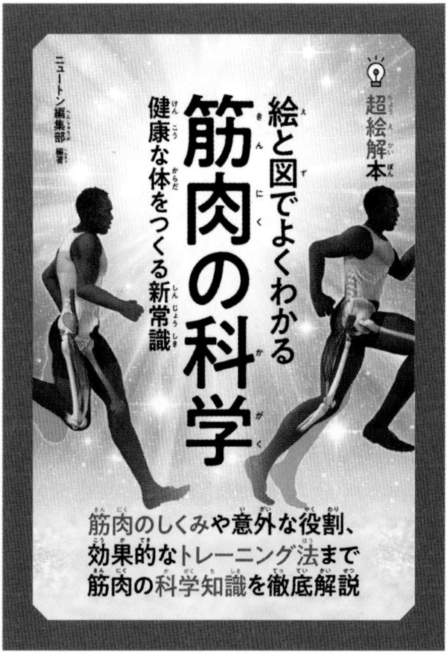

科学的《かがくてき》に正《ただ》しい
トレーニング法《ほう》は?

筋《きん》トレは
脳《のう》にもよい影響《えいきょう》を
あたえる

トップアスリートの
筋肉《きんにく》にせまる

—— 目次《もくじ》（抜粋《ばっすい》）——

【筋肉《きんにく》って何《なん》だろう】筋肉《きんにく》は，健康《けんこう》を維持《いじ》するうえでも重要《じゅうよう》／筋《きん》トレは，脳《のう》にもよい影響《えいきょう》をあたえる／筋肉《きんにく》は寿命《じゅみょう》にも影響《えいきょう》する 【筋肉《きんにく》を正《ただ》しくきたえよう】筋《きん》トレは週《しゅう》2 ～ 3回《かい》が目安《めやす》／腹筋運動《ふっきんうんどう》は，反動《はんどう》を使《つか》わないのがコツ／ゆっくり動《うご》いて無理《むり》なくきたえる「スロトレ」 【ストレッチで筋肉《きんにく》をケアする】筋肉《きんにく》の質《しつ》を上《あ》げる二《ふた》つのストレッチ／まちがったストレッチは逆効果《ぎゃくこうか》!／効果的《こうかてき》なストレッチのやり方《かた》 【筋肉《きんにく》がよろこぶ食事《しょくじ》】筋肉《きんにく》をつくるのに欠《か》かせない「タンパク質《しつ》」／はらペコは筋肉《きんにく》を減《へ》らすもと／筋肉《きんにく》の低下《ていか》をおさえる野菜《やさい》・果物《くだもの》 【もっと知《し》りたい!筋肉《きんにく》の科学《かがく》】筋肉痛《きんにくつう》の予防《よぼう》とケア／「スマホ首《くび》」は，肩《かた》こりのもと／トップアスリートを支《ささ》える強《きょう》じんな筋肉《きんにく》　ほか

Staff

Editorial Management	中村真哉
Cover Design	岩本陽一
Design Format	宮川愛理
Editorial Staff	小松研吾，谷合 稔

Photograph

7	oatawa/stock.adobe.com
9	Narith Thongphasuk38/stock.adobe.com
37	【松果体】HANK GREBE/adobe.stock.com 【副腎皮質】SciePro/adobe.stock.com 【メラトニン】Cornelia Pithart/adobe.stock.com 【コルチゾール】eshana_blue/adobe.stock.com
39	djoronimo/stock.adobe.com
41	sebra/stock.adobe.com
45，47	elbanco/stock.adobe.com
59	パラマウントベッド株式会社
61	Moodysum/stock.adobe.com, HASPhotos/stock.adobe.com
63	株式会社S'UIMIN
65	khosrork/stock.adobe.com
66-67	bunyarit/stock.adobe.com
68-69	Vitalii Matokha/shutterstock.com, ZephyrMedia/shutterstock.com
70	Mihail/stock.adobe.com
72-73	bernardbodo/stock.adobe.com
75，99	Pressmaster/Shutterstock.com
84-85	Photographee.eu/Shutterstock.com
109	【フロイト】IMAGNO/アフロ，【ユング】アフロ
112	HANK GREBE/stock.adobe.com
119，133	PIXATERRA/stock.adobe.com
135	Peter Ruijs/stock.adobe.com
137	Zolran/stock.adobe.com

Illustration

表紙カバー，表紙，2	Newton Press
8～12	Newton Press
15	Newton Press，Newton Press・BodyParts3D，Copyright©2008 ライフ サイエンス統合データベースセンター licensed by CC 表示-継承 2.1 日本（http://lifesciencedb.jp/bp3d/info/ license/index.html），Newton Pressにより加筆改変
16-17	Newton Press
19	荻野瑶海
20～23	Newton Press
24-25	Newton Press・BodyParts3D，Copyright©2008 ライフ サイエンス統合データベースセンター licensed by CC 表示-継承 2.1 日本（http://lifesciencedb.jp/bp3d/info/ license/index.html），Newton Pressにより加筆改変
27～31	Newton Press
32-33	Newton Press（分子モデル：4S0V，credit①，credit②）
34-35	Newton Press
39，41	石井恭子
43	Newton Press
45～49	Newton Press
50-51	秋廣翔子
52-53	Newton Press
54-55	Newton Press（分子モデル：4S0V，credit①，credit②）
56-57	Newton Press
64-65	Newton Press
68，71	Newton Press
75～83	Newton Press
87，89	Newton Press
91-92	髙島達明
93～97	Newton Press
101～107	Newton Press
111	Newton Press
113～115	Newton Press
119	Newton Press
121～141	Newton Press
credit①	ePMV（Johnson, G.T. and Autin, L., Goodsell, D.S., Sanner, M.F., Olson, A.J. (2011). ePMV Embeds Molecular Modeling into Professional Animation Software Environments. Structure 19, 293-303）
credit②	MSMS molecular surface（Sanner，M.F.，Spehner，J.-C.，and Olson，A.J.(1996)Reduced surface: an efficient way tocompute molecular surfaces. Biopolymers，Vol. 38, (3)，305-320）

初出記事へのご協力者（敬称略）：
池谷裕二（東京大学大学院薬学系研究科教授）／岩田 誠（東京女子医科大学名誉教授，メディカルクリニック柿の木坂院長）／神谷之康（京都大学情報学研究科教授）／仮屋暢聡（医療法人社団KARIYA理事長，まいんずたわーメンタルクリニック院長）／八木田和弘（京都府立医科大学教授）／柳沢正史（筑波大学国際統合睡眠医科学研究機構[IIIS]機構長，教授）／山本三幸（筑波大学人間系客員研究員，メモリークリニックお茶ノ水医師）

本書は，主にニュートンライト2.0「睡眠」，ニュートン別冊『睡眠の教科書 増補第2版』の一部記事を抜粋し，大幅に加筆・再編集したものです。

超《ちょう》絵《え》解《かい》本《ぼん》

最高《さいこう》の眠《ねむ》りで最高《さいこう》の能力《のうりょく》を発揮《はっき》する

絵《え》と図《ず》でよくわかる睡《すい》眠《みん》の科《か》学《がく》

2023年4月10日発行　　2023年7月20日第2刷

発行人　高森康雄
編集人　中村真哉
発行所　株式会社 ニュートンプレス
〒112-0012東京都文京区大塚3-11-6
https://www.newtonpress.co.jp

ISBN978-4-315-52679-0